CONTROLA TU SUBCONSCIENTE

Descubre Cómo Tener una Mente más Tranquila al Controlar tus Pensamientos Subconscientes

FLOYD WAGNER

© **Copyright 2022 – Floyd Wagner - Todos los derechos reservados.**

Este documento está orientado a proporcionar información exacta y confiable con respecto al tema tratado. La publicación se vende con la idea de que el editor no tiene la obligación de prestar servicios oficialmente autorizados o de otro modo calificados. Si es necesario un consejo legal o profesional, se debe consultar con un individuo practicado en la profesión.

- Tomado de una Declaración de Principios que fue aceptada y aprobada por unanimidad por un Comité del Colegio de Abogados de Estados Unidos y un Comité de Editores y Asociaciones.

De ninguna manera es legal reproducir, duplicar o transmitir cualquier parte de este documento en forma electrónica o impresa. La grabación de esta publicación está estrictamente prohibida y no se permite el almacenamiento de este documento a menos que cuente con el permiso por escrito del editor. Todos los derechos reservados.

La información provista en este documento es considerada veraz y coherente, en el sentido de que cualquier responsabilidad, en términos de falta de atención o de otro tipo, por el uso o abuso de cualquier política, proceso o dirección contenida en el mismo, es responsabilidad absoluta y exclusiva del lector receptor. Bajo ninguna circunstancia se responsabilizará legalmente al editor por cualquier reparación, daño o pérdida monetaria como consecuencia de la información contenida en este documento, ya sea directa o indirectamente.

Los autores respectivos poseen todos los derechos de autor que no pertenecen al editor.

La información contenida en este documento se ofrece únicamente con fines informativos, y es universal como tal. La presentación de la información se realiza sin contrato y sin ningún tipo de garantía endosada.

El uso de marcas comerciales en este documento carece de consentimiento, y la publicación de la marca comercial no tiene ni el permiso ni el respaldo del propietario de la misma. Todas las marcas comerciales dentro de este libro se usan solo para fines de aclaración y pertenecen a sus propietarios, quienes no están relacionados con este documento.

Índice

Introducción vii

1. La Ansiedad 1
2. Frío, Tranquilo Y Sereno 19
3. Depuración De La Máquina 65
4. Meditación De Atención Plena Para El 115
   Pensamiento Excesivo Y El Estrés
5. Desestresarte Para Tu Nuevo Tú 149

Conclusión 159

Introducción

Con la ansiedad, la vida a veces se siente como una pesadilla despierta. Es como si un velo de negatividad cubriera todo lo que piensas, sientes y haces. La vida puede sentirse claustrofóbica a medida que más y más restricciones parecen interferir, lo que dificulta ser espontáneo o relajado. Y lo peor es que es posible que ni siquiera entiendas por qué sucede nada de esto, ni las personas que te rodean. Puede parecer que las personas explican tu ansiedad como una mala actitud, por ser demasiado sensible o simplemente esperan que te animes porque han explicado cuidadosamente todas las razones por las que tus miedos no tienen ningún sentido lógico.

Pero nunca es tan simple, ¿verdad? En este libro, veremos más de cerca qué es la ansiedad, cómo funciona y cómo puedes aprender a vivir una vida que te haga sentir bien a pesar de experimentar ansiedad. Pensar con mucho estrés puede sentirse como una trampa, como algo que nunca podrás escapar o arreglar.

¡Pero claro que puedes! Si estás listo para hacer un cambio genuino, cuidar de ti mismo y dar algunos primeros pasos poderosos hacia una vida con poca ansiedad, entonces este libro es un excelente lugar para comenzar.

Lo primero es lo primero: la ansiedad es un fenómeno psicológico legítimo: no estás equivocado, ni eres estúpido ni estás loco. Y no eres una mala persona solo porque aún no has descubierto cómo liberarte de la ansiedad. Me diagnosticaron TAG (trastorno de ansiedad generalizado) cuando solo tenía dieciocho años, aunque, para ser honesto, los síntomas habían estado conmigo desde mucho antes. Mi vida estaba regida por el miedo. Pero hoy, puedo decir honestamente que he aprendido a no dejar que la ansiedad me controle, y uno de los primeros pasos para recuperarme fue dejar de lado el hábito de autocriticarme, culparme o sentirme avergonzado por cómo me estaba sintiendo.

Ahora bien, la ansiedad no es tu culpa, pero sí es tu responsabilidad. Lo que quiero decir es que no elegí tener ansiedad, pero siempre pude elegir hacer lo que fuera necesario para salir de sus garras. Cuando me di cuenta de que tenía control sobre mi vida y de que podía opinar sobre cómo se desarrollaba, me sentí empoderada para poder ser una mejor persona. Fue (¡todavía lo es!) un viaje largo, personal y lleno de desafíos. Pero no me arrepiento de nada, ¡excepto quizás de no creer en mí y empezar antes!

1

La Ansiedad

Este libro ha sido escrito para ti si has llegado a ese punto de tu vida en el que sientes que la ansiedad te tiene en sus garras y no te suelta. La ansiedad es extraña mientras tratas desesperadamente de mantener el control, te sientes con más poder que nunca y a merced de fuertes emociones negativas que nunca parecen apagarse. Muchos de nosotros tenemos una imagen particular de cómo se ve la "ansiedad", pero esta imagen es más grande de lo que te puedes dar cuenta.

La ansiedad puede manifestarse en nuestra vida laboral, haciéndonos sentir dudas, el síndrome del impostor o agotamiento. Puede interferir con nuestras relaciones, se interpone entre nosotros y las personas que amamos. Puede esperarnos entre bastidores, listo para sabotear nuestros esfuerzos y socavar nuestros sueños y metas. Está ahí en nuestra vida familiar, con nuestros amigos, cuando nos miramos en el espejo.

La ansiedad está en nuestros pensamientos, pero también en cómo nos sentimos y en cada célula de nuestro cuerpo. Son músculos tensos, nervios agotados, malestar estomacal, palmas sudorosas, dolores de cabeza y alergias. Está al acecho en nuestros comportamientos aprendidos, cada vez que nos mordemos las uñas, revisamos dos veces la puerta principal o rechazamos una invitación.

Lo que digo es que no sé muy bien cómo es la ansiedad para ti personalmente. Puedo hablar de rumiación, arrepentimiento, baja autoestima, malos hábitos de vida y patrones de pensamiento podridos. Algunas de estas cosas se pueden aplicar contigo y otras no. El árbol de la ansiedad tiene muchas ramas, pero espero que mientras lees, puedas reconocer sus raíces en tu propia situación, aunque no sea exactamente igual a la mía o la de las personas que pongo como ejemplo.

En este libro, quiero enseñarte todo lo que he aprendido y todos los consejos, trucos, técnicas y métodos que he encontrado para ayudarte a desarrollar la autocompasión, mejorar los patrones de pensamiento y cuidar de ti mismo, tu cuerpo y mente. La verdad: requerirá paciencia y salir de tu zona de confort. Pero puedes ser un maestro de tu experiencia vivida, y absolutamente puedes descubrir la alegría y la tranquilidad en tu vida nuevamente. Sé que puedes porque yo lo hice.

Como cualquier cambio en la vida, requiere tiempo y constancia. Se necesita coraje. No importa cuán profundo sea el agujero en el que te encuentras, puedes salir dando un paso a la vez, para vivir esa vida plena, rica y valiente vida que siempre estuviste destinado a vivir.

¿Por qué te pones ansioso?

Entonces, obviamente te has preguntado, ¿por qué yo? ¿Por qué tengo que sufrir ansiedad?

La verdad es que no existe una causa única para la ansiedad, sino muchas causas interrelacionadas que aumentan el riesgo o la probabilidad de experimentar exceso de pensamiento, estrés y tensión. Múltiples causas pueden explicar cómo algunas soluciones (es decir, medicamentos o TCC) funcionan para algunas personas, pero no para otras. Todos tenemos nuestras propias predisposiciones, pero también estamos bendecidos, sin embargo, con factores protectores y recursos mentales internos que nos ayudan a combatir la ansiedad; cuando estos recursos internos están abrumados o agotados, es cuando tenemos dificultades.

Veremos las causas fundamentales de la ansiedad con más detalle más adelante, pero por ahora, estas son solo algunas de las cosas que podrían estar causando que rumies, te preocupes o analices en exceso (notarás que ninguna de ellas son razones para castigarte a ti mismo, recuerda, ¡no es tu culpa!)

Un círculo vicioso de conducta aprendida.

Tu sabes como va. Estás ansioso y te sientes mal por eso.

Evitas actividades, lo que te hace sentir peor y desarrollas ansiedad por tu ansiedad. La ansiedad es, en el fondo, un comportamiento aprendido y un mecanismo de afrontamiento (pero no siempre es el mejor). Pero si aprendiste ese comportamiento, ¿adivina qué? Puedes desaprenderlo.

Un estilo de vida estresante.

Un horario de trabajo agotador, una vida hogareña caótica o presiones financieras agotadoras pasarán factura. ¿Eres un adicto al trabajo con insomnio y malos hábitos alimenticios?

¿Estás en malas relaciones, abusando de sustancias o lidiando con una crisis tras otra? No es de extrañar que tengas ansiedad.

Los genes.
Sí, hay un componente hereditario en la ansiedad. Tener "genes de la ansiedad" no significa que desarrollarás ansiedad, solo que eres más vulnerable a ella. Sin embargo, una tendencia no significa que tu destino esté escrito en piedra.

Lo que heredas de tus padres es un rango potencial: tu estilo de vida y tus elecciones determinan en qué rango te encuentras.

Abuso y trauma

Ya sea un trauma infantil, un evento molesto discreto o simplemente el trauma continuo de bajo grado de la vida diaria. El trauma se mide sobre una base personal; no existe una escala subjetiva oficial; se trata de lo que encuentras abrumador y conmovedor, y con lo que te sientes incapaz de lidiar. La ansiedad puede ser la experiencia continua de llevar un trauma no liberado o no procesado. El trauma puede enseñarnos patrones de conducta mal adaptativos que nos ayudan a sobrellevar la situación a corto plazo, pero no tanto a largo plazo.

La vida.

¡La vida misma causa ansiedad! Incluso si lo estamos haciendo todo bien, la simple vida del día a día puede ser estresante. Las experiencias tristes, molestas o decepcionantes naturalmente pueden preocuparnos. Una serie de eventos negativos puede volverte pesimista o temeroso, quemando tus mecanismos de afrontamiento. Estar constantemente en un modo fisiológico de lucha o huida agota tus recursos internos y te lleva al pánico y, finalmente, a cerrarte.

Mala salud física.

Tus pensamientos y sentimientos provienen de tu cerebro, que es una parte de tu cuerpo. El cuerpo y la mente son una entidad interconectada. Si no estás saludable, se manifiesta en un perfil neuroquímico alterado, desequilibrios hormonales y una respuesta de estrés bioquímico intensificada y esto se siente como ansiedad. Pero el estilo de vida y el cambio de hábitos son más efectivos para encontrar el equilibrio que simplemente tomar medicamentos para el "desequilibrio químico". Piensa en controlar tu tiroides, reducir el consumo de sustancias o realizar pruebas para detectar deficiencias. El estrés y la ansiedad son tanto fisiológicos como psicológicos, y si ya tienes problemas de salud, será mucho más difícil lidiar con ellos.

Viviendo en el pasado o preocupándote por el futuro.

Este es un hábito mental que te saca del presente viviente y fuerza tu atención a lo que en realidad no se puede cambiar, lo que te lleva a la ansiedad y la parálisis. Patrones de pensamiento negativos como catástrofes, la rumiación y la culpa son igualmente debilitantes. Si nos enfocamos en cosas sobre las que literalmente no podemos hacer nada, nos sentimos apáticos, impotentes, resentidos. Es un hábito aprendido forzar nuestro enfoque en aquellas cosas que podemos cambiar.

El medio ambiente.

Todos nos vemos afectados por el clima y las personas y los lugares que nos rodean. La depresión estacional o estar rodeado de otros que siempre están inundados de ansiedad puede afectarnos profundamente.

Si tu eres como la mayoría de las personas con ansiedad, la causa de tu ansiedad probablemente sea una combinación de todas las anteriores, cada una de las cuales se conecta de manera complicada entre sí. Pero esto significa que si mejoramos solo un área, por lo general tiene un efecto dominó, mejorando también otras áreas.

La ciencia detrás del sesgo negativo de tu cerebro

Entonces, estás en la cama en la madrugada y no puedes dormir. Sigues repitiendo un momento dolorosamente vergonzoso en tu mente cuando dijiste algo estúpido y todos te miraron con horror. No importa que este evento haya durado cuatro segundos y haya ocurrido hace más de una década, tu cerebro te está diciendo que es absolutamente crucial que lo medites en este mismo instante y decidas de una vez por todas si esas personas siguen siendo amigas de el y si han estado hablando en secreto de ti todo este tiempo, coincidiendo en lo idiota que eres.

Has olvidado los elogios que te dio tu compañero de trabajo ese mismo día, el regalo que recibiste de tu madre y la sonrisa de ese extraño que te cruzaste en el autobús.

Todo eso se ha ido. Todo lo que puedes ver son las miradas horrorizadas en los rostros de tus amigos desde lo más profundo del pasado. ¿Por qué?

La respuesta es que tu cerebro tiene un sesgo incorporado. En pocas palabras, tu cerebro prioriza la información negativa. El llamado sesgo de negatividad es lo que parece que todos tenemos una mayor sensibilidad automática a los datos negativos, amenazantes o desagradables. Un neurocientífico realizó experimentos en los que mostró a las personas varias imágenes (neutrales, positivas y negativas) y observó la actividad eléctrica en la corteza cerebral. Descubrió que el cerebro siempre respondía con descargas eléctricas más fuertes a las imágenes negativas que a las positivas.

La teoría dice que desarrollamos esta tendencia porque fue algo que ayudó a nuestros antepasados a sobrevivir.

Cualquier estímulo negativo en el entorno bien podría indicar una amenaza grave, por lo que aquellos de nuestros antepasados que estaban ultra sintonizados con estas señales podrían evadirlas mejor y tener una ventaja de supervivencia (es decir, ¡puedes agradecer a tus abuelos antiguos por tu perspectiva pesimista!). Ser rápido para percibir la información positiva importa menos, ya que no confiere ninguna ventaja adicional de supervivencia. Pero este mecanismo significa que nos enfocamos demasiado en las malas noticias y tendemos a olvidarnos de las buenas noticias.

Este énfasis desproporcionado en lo negativo significa que incluso aquellos de nosotros que tenemos vidas muy buenas aún podemos sentirnos estresados e infelices; algunos investigadores sugieren que necesitamos una proporción de cinco a uno de bueno a malo (¡o más!) para comenzar a percibir ese bien. Por ejemplo, en una relación, las parejas eran más propensas a calificarse a sí mismas como satisfechas en general si tenían esta proporción de experiencias/sentimientos buenos a malos con su pareja. Sin embargo, también explica cómo alguien puede no sentirse tentado a quedarse con su pareja si tuvieran una división al cincuenta por ciento de negativos y positivos.

¿Qué podemos inferir sobre el sesgo de negatividad? Bueno, primero, que sufrir ansiedad no es una señal de que tu cerebro está dañado o de que estás haciendo algo mal. Más bien, es simplemente un caso de tu sesgo de negatividad natural e incorporado que trabaja en tu contra. Si esperamos superar la ansiedad, tendremos que contrarrestar este sesgo de alguna manera e inclinar la balanza en la dirección correcta.

Se trata de controlar

. . .

Cuando te preocupas, piensas demasiado o reflexionas sobre algo, ya sabes que no es racional. Después de todo, puedes decirte con calma todas las razones por las que deberías dejar de pensar en algo, pero eso no significa que puedas hacerlo. Puedes buscar constantemente la tranquilidad de los demás, tratar de calmarte y masticar sin cesar las mismas ideas hasta que te sientas agotado y atrapado, incapaz de alejar los pensamientos de tu obsesión. Pero no puedes.

Cuando estás atrapado en un ciclo de preocupación que ha durado un tiempo, puede parecer un caos estresante que no tiene sentido. Pero a su manera, tiene sentido. Hay un desencadenante claro, y es la falta de certeza.

Veamos un ejemplo. Te preocupa que tu novia esté pensando en romper contigo.
 Algo que ella dijo te hizo sentir inseguro, y ahora no puedes dejar de pensar en ello. Estás en un estado de excitación psicológica y te sientes desagradablemente inseguro. Tu cerebro no quiere estar en ese estado, por lo que básicamente razona consigo mismo: "No sé qué está pasando aquí, así que necesito recopilar más información. Si puedo hacer eso, entonces puedo encontrar una solución racional" y entonces, ya no estaré preocupado."

. . .

Suena como una buena idea, ¿no?

Entonces, te pones a trabajar analizando. Piensas y piensas. Sueñas escenarios, separas eventos pasados y piensas en posibles resultados. Le preguntas a la gente o lees artículos en línea. Le preguntas directamente a tu novia si va a romper contigo, y cuando te dice que no, tu incomodidad de alguna manera no se alivia y comienzas a "investigar" más. ¿Podría estar mintiendo? ¿Por qué ella mentiría y cómo lo sabrías?

Para calmar la sensación de incertidumbre, tu cerebro entra en modo de análisis. Pero, ¿puedes ver cómo todo este análisis en realidad provoca más molestias en lugar de calmarlas? Es complicado porque la lógica parece buena en la superficie. Sopesar los hechos de manera analítica a menudo te tranquiliza, al menos a corto plazo. El problema es que una vez que tu cerebro encuentra lo que parece una solución, tu análisis mental encontrará otro problema:

"Le pregunté y me dijo que estaba feliz con nuestra relación".

"Sí, pero podría estar mintiendo".

"Pero ella nunca me había mentido antes".

• • •

"Que tú sepas. Tal vez todo lo que ella ha dicho es una mentira y ella es tan buena en eso que no puedes decir nada."

"Pero entonces, si ella fuera infeliz, me abandonaría."

"Tal vez ella se vaya. Tal vez ella está pensando en eso ahora mismo."

Tu cerebro está tratando de ayudar, realmente lo hace, pero está empeorando las cosas. Recuerda lo que desencadenó todo este proceso en el deseo de evitar la sensación de incertidumbre. El problema no es que no tengamos el control o nos sintamos inseguros. El problema es que estamos tratando de evitar o escapar de la sensación de no tener el control o de estar inseguros. Entonces, al tratar de evitar la incomodidad a corto plazo, en realidad creamos incomodidad a largo plazo para nosotros mismos.

La única forma de detener la ansiedad desde su origen es confrontar y enfrentar la incertidumbre y sentirte fuera de control sin experimentarlo como algo malo e insoportable, algo de lo que necesitas huir o protegerte. Necesitas enseñarle a tu cerebro que la incertidumbre está bien, no es peligrosa y no es un problema.

Necesitas aprender una nueva respuesta para no tratar de forzar el control, sino practicar la aceptación en su lugar.

Recuerda que con la preocupación y la rumiación, toda tu "investigación" en realidad está tratando de responder una pregunta que es fundamentalmente incontestable. Piensa en esto, ¿Hay algo en la vida que esté cien por ciento completamente libre de riesgos y sobre el cual tengas un control total y absoluto? Entonces, si te preocupa que el avión se estrelle, tu cerebro puede recitar a mil millas por hora haciendo cálculos de probabilidad o puede aceptar que a veces suceden accidentes, que los aviones se estrellan y que en el momento en que uno sube, no tiene el control de sí sucede o no. Lee de nuevo que ninguna cantidad de rumiación te dará más control sobre una situación que el que tienes de forma natural. Solo te da la ilusión de tener el control y mucha ansiedad. Entonces, ¿qué causa mucha ansiedad?

Estamos tratando de evitar la incertidumbre analizando en exceso. Pero no tenemos un control completo sobre cómo se desarrollará el futuro.

Puedes sentir que si puedes responder a tu "pregunta de preocupación" de una vez por todas, eso te satisfará y finalmente podrás dejar de pensar, pero se honesto, ¿Esto te ha pasado alguna vez? ¿Ha habido alguna vez una respuesta que te permita decir: "Vale, está bien, estoy contento con eso" y dejar de preocuparte?

En realidad, sólo hay una forma de salir de esta espiral, y no es tratar de hacerte del control, sino renunciar a él.

En lugar de luchar contra la incertidumbre, acéptala. En lugar de tratar de responder a tu pregunta de preocupación ("¿Todavía me ama?" ¿Tengo cáncer?" "¿Voy a reprobar el examen mañana?"), practica deliberadamente dejarlo sin respuesta. No investigues, no busques en Google, no preguntes a otros, no escribas una lista, no lo pienses y dite a ti mismo que el análisis no es la solución, sino más bien es más del mismo problema.

Esto puede sentirse como lo último que quieres hacer. Puedes sentirte fuertemente tentado a entrar en pánico, y tu mente seguirá regresando al problema sin resolver, convencido de que si pudieras simplemente ponerlo en una ecuación, entonces podrías liberar la tensión y ser libre. Pero es una trampa. Si puedes soportar los sentimientos de incertidumbre durante el tiempo suficiente, eventualmente tu ansiedad disminuirá por sí sola.

Volviendo a nuestro ejemplo, tal vez notes crecientes sentimientos de pánico y desconfianza mientras te preocupas si tu novia realmente te ama. Pero en lugar de abordar ese tren de la ansiedad y dejarte llevar, te detiene. Te das cuenta de lo que estás haciendo. Notas tu cuerpo, tus hombros tensos, cómo tu respiración se queda atrapada en tu garganta (más sobre la conciencia corporal más adelante). Notas esa vocecita en la parte de atrás de tu cabeza que dice: "¿Podrías revisar tu teléfono? Tal vez eso resuelva el problema por ti..."

Para. Te das cuenta de que estás evitando el malestar.

Tomas una respiración profunda y simplemente... dejas que la incomodidad fluya. Haces un ejercicio de atención plena y te distraes. Sigues respirando sin tratar de controlar. Para tu sorpresa, en quince minutos, tu mente se ha movido y realmente no parece ser el fin del mundo ya que no puedes leer los pensamientos de tu novia. Con el tiempo, desarrollarás algo especial: resiliencia emocional, es decir, anti-ansiedad.

En los capítulos que siguen, compartiré muchos enfoques técnicos diferentes diseñados para aflojar el control de la ansiedad sobre tu vida. La mayoría de ellos, sin embargo, regresarán de alguna manera al ciclo descrito anteriormente e intentarán enseñarte formas de controlar tus emociones, dejar de pensar demasiado y volverte más consciente.

Todo ser humano debe lidiar con la incertidumbre y la duda; se puede animar a aquellos que sufren de ansiedad a que se den cuenta de que en realidad no se enfrentan a un nivel de incertidumbre extraordinariamente alto o peligroso, solo que su respuesta es exagerada. Puede ser un alivio ver que en realidad no tienes que controlar al resto del mundo que te rodea, sino simplemente a ti mismo. Este es el camino del aprendizaje de la autorregulación, el dominio emocional y la resiliencia psicológica.

2

Frío, Tranquilo Y Sereno

ENTONCES, profundicemos. ¿Qué significa realmente ser bueno en la autorregulación emocional? Tal vez te imagines a alguien que es el proverbial "frío, tranquilo y sereno", pero ¿cómo alguien se encuentra realmente en ese estado? Para dominar algo, necesitamos entenderlo.

Regular las emociones

Las emociones son cosas maravillosas. Añaden color, significado y dimensión a la vida. Ellas hacen que todo valga la pena.

Pero las emociones no siempre son fiables. Recuerda que están orientadas a asegurar la supervivencia de nuestra especie, pero ese es un objetivo con una prioridad algo menor en la vida diaria.

Al igual que otras partes de ti, tus emociones (incluida la ansiedad) evolucionaron por una razón, pero eso no significa que debamos estar a su merced, especialmente dado que la vida moderna es muy diferente de aquella en la que evolucionaron nuestros cerebros. Primero, vale la pena señalar que las emociones, incluidas las negativas, no son un error ni un problema. Son una parte normal y natural de la vida, y no buscamos liberarnos de ellos (¿alguien realmente quiere ser un robot sin emociones?).

Sabemos que suprimirlos no es la respuesta y debes permitirte sentir incluso tus sentimientos más oscuros para poder liberarlos. Después de todo, la represión y la negación causan sus propios problemas, y probablemente ya sepas que simplemente ignorar cómo te sientes realmente hace poco para que desaparezca. Así, una persona que es maestra de la regulación emocional no es alguien que experimenta menos o ninguna de las emociones intensas. Ellos están a cargo de sus emociones, y no al revés.

Hay un momento y un lugar para expresar las necesidades emocionales y, a veces, es posible que no estés en la situación adecuada para hacerlo. Sí, es posible que te sientas lleno de rabia e ira, pero si estás sentado en una iglesia durante un funeral sombrío, por ejemplo, simplemente tienes que controlar esa emoción en lugar de dejar que se descontrole.

Regular tus emociones significa lidiar con tus necesidades emocionales de una manera saludable y socialmente aceptable: consciente y deliberadamente. Este capítulo explicará cómo puedes liberar tus emociones de manera que no te haga embarcarte en una espiral descendente.

Las emociones son una parte constante de nuestras vidas. Cada minuto de cada día sentiremos algo, y nuestras emociones pueden cambiar en un instante. Hay altibajos que experimentas todos los días, y la forma en que los enfrentas puede afectar significativamente tu estado mental y tu bienestar. Nuestra capacidad para regular la gran cantidad de emociones que sentimos también afecta la forma en que las personas en nuestras vidas nos perciben.

Cuando estás atrapado en estos momentos, puede ser difícil regular tus emociones y pensar en las consecuencias, pero cuanto más lo haces, más habitan se vuelve.

La primera y principal forma de pensar en la resiliencia emocional y la calma es el modelo de reacción frente a la respuesta. Estos se resume de la siguiente manera:

. . .

RESPONDER: Deliberado → Consciente → Resolución basada en solución

↑
Sentimientos
Y necesidades
↓

REACCIONAR: Impulsivo → Inconsciente → Problema, Duda, Problema

En general, la regulación emocional comienza y termina con este diagrama. Reaccionar ante una situación significa una completa falta de regulación porque no hay pensamiento. Es un pensamiento impulsivo a corto plazo. Si tocamos una estufa caliente, reaccionamos retirando la mano lo más rápido posible para evitar una quemadura.

Todo en lo que nos enfocamos es en el alivio inmediato, y el pensamiento racional no es posible durante esta fase.

Responder es tomarte el tiempo para considerar las alternativas y tomar una decisión basada en la información que tienes. Puede que no siempre sea la correcta, pero no actuarás por impulso o por emociones elevadas. Aquí es donde vive el pensamiento racional, y se pueden utilizar mecanismos de afrontamiento saludables o se les da tiempo a las emociones para que se procesen y se congelen. No se trata solo de controlar lo que sientes, sino también sobre pensar racionalmente sobre cuál es el mejor curso de acción: concéntrate menos en tus intensos impulsos emocionales y más en los resultados deseados y decisiones racionales.

Obviamente, esto es imposible en el caso de la estufa caliente, pero es muy, muy raro que nos encontremos con el equivalente emocional de una estufa caliente. El problema es que continuamente vemos cualquier transgresión como algo que requiere una reacción inmediata, y esto se convierte en un código fijo en nuestros hábitos hasta que somos una reacción volcánica andante (y no una respuesta).

Por lo tanto, la parte importante a reconocer aquí es que probablemente estás tan acostumbrado a reaccionar que esta cadena de eventos no se puede separar mentalmente de ti.

Por ejemplo, cuando te despiertas por la mañana, vas al baño, te cepillas los dientes, te lavas la cara y te vistes. ¿Es probable que olvides alguno de estos elementos? No, porque al igual que tus reacciones emocionales, no se pueden separar mentalmente del desencadenante. Están vinculados de una manera que ahora es tan natural que no puedes imaginar otra forma.

Imaginemos un ejemplo de una pelea entre una pareja sobre dónde pasar las vacaciones.

En esta situación, puede haber sido que ambos quisieran pasar las vacaciones con su propia familia y que ellos quisieran que el otro las pasara con la de ellos. Una reacción a esto podría significar que descartas inmediatamente las opiniones de la otra persona y asumes que quiere controlar tus acciones o que tu familia no importa. Sin siquiera pensar en el propósito y el peso detrás de las palabras de tu pareja, simplemente comienzas a culpar, sientes ira y luego te peleas por las prioridades. (Por supuesto, aquí se exponen algunas necesidades emocionales).

Responder sería completamente diferente. El primer paso para responder es tomarte un momento para pensar y preguntarte por qué. La respuesta puede ser que no han visto a su familia en mucho más tiempo. ¿Qué pasa si tienen un familiar enfermo? ¿Qué pasa si no les gusta tu familia, ya que tu madre siempre lanza declaraciones pasivo-agresivas sobre su peso? Esta breve pausa de consideración te permite comprender la perspectiva de la otra persona y permite una discusión racional en la que ambas personas estarán satisfechas o, como mínimo, se llegará a una conclusión. Responder casi nunca es fácil, pero es simple.

Diferenciar entre reaccionar y responder es el primer paso hacia la verdadera regulación emocional y el mantenimiento del equilibrio. Es el primer lugar donde la autoconciencia puede ser tu mejor amiga.

Un marco regulatorio

Después de uno o dos casos en los que hayas elegido el camino de responder frente a reaccionar, puedes comenzar a ver el valor de mantener tus emociones bajo control. Es una de las tareas más difíciles del mundo, especialmente si no tienes mucha práctica. Este es el primer paso y posiblemente el más difícil, y no hay mucho que pueda decirte al respecto aparte de respirar profundamente, asegúrate de no actuar cuando tu ritmo cardíaco sea elevado, dedica todo el tiempo que puedas entre el disparador externo y tu respuesta, y continúa preguntándote constantemente: "¿Por qué estoy sintiendo esto?"

. . .

Pronto, necesitarás un nuevo conjunto de herramientas para un mayor control emocional. Descubrirás que estás respondiendo en lugar de reaccionar y, sin embargo, es posible que tu estado emocional no sea optimista o feliz. Todavía estás molesto y enojado a pesar de que no has actuado mal. Aquí es donde un marco de trabajo para la regulación emocional resulta útil.

Por supuesto, algunas respuestas emocionales no requieren regulación, en su mayoría las positivas. Reírte de la broma de un amigo o llorar durante una película triste son comportamientos aceptables en los contextos específicos. Si una emoción es apropiada y te ayuda a sentirte mejor, entonces no hay necesidad de regularla.

Por ejemplo, tu impaciencia y enojo al esperar en una larga fila. Puede que te haga sentir mejor, pero no es apropiado ni productivo. ¿Cómo puedes regular algo así expresando esta frustración en medios alternativos o recuperando tu compostura emocional? El psicólogo de Stanford ideó un método de cinco pasos para regular las emociones.

El primer paso es seleccionar la situación.

Esto significa que debes tratar de evitar situaciones que desencadenen emociones no deseadas en primer lugar, siempre que sea posible. Si eres alérgico a los cacahuetes, simplemente puedes mantenerte alejado de ellos.

Imagina que recientemente has decidido participar en un maratón. Has estado entrenando duro, comiendo saludablemente y aumentando tu resistencia. Sin embargo, tal vez descubras que pierdes la motivación cuando ves a otros en el gimnasio y parecen estar corriendo mucho más rápido que tú o cargando mucho más que tú. Aquí es donde puedes emplear este paso. Tal vez salgas a correr más al aire libre en lugar de ir al gimnasio.

No significa que estés escapando de tus problemas. Simplemente significa que para mantener tus emociones, elegiste no rodearte de cosas que podrían traerte negatividad. Aléjate de situaciones peligrosas para no tener que regularte en absoluto. Tienes más que decir de lo que crees.

El siguiente paso es modificar la situación.

Esto es cuando no puedes emplear el paso uno. Digamos que trabajas hasta tarde y decides no salir a correr porque hace frío y está oscuro. Sabes que en el gimnasio normalmente tienes sentimientos de insuficiencia y deseas reducirlos. Aquí es donde debes enfrentarte a la situación que has estado tratando de evitar, por lo que debes modificarla para reducir su impacto en ti. Modificas la situación para aislar tus emociones cambiando activamente los términos para el éxito. Cambias tus expectativas a algo que es más realista y no te prepara para el fracaso. El hecho de que no puedas ir tan rápido como alguien no significa que no puedas correr por tanto tiempo. Si ajustas las reglas y haces que compitas solo contigo mismo, entonces estás en una situación en la que no puedes perder. Después de todo, tu eres quien escribe las reglas para ti mismo. ¿Por qué necesitas ser tan estricto y duro?

El tercer paso es cambiar tu enfoque.

Cuando no puedes evitar o modificar una situación, siempre puedes cambiar aquello en lo que enfocas tu atención.

Si estás molesto por algo, te obsesionas con ello para tu propio detrimento. En lugar de estar preocupado por los corredores que son más rápidos que tú, cambia tu enfoque a los asistentes al gimnasio que son mucho, mucho más rápidos que tú. También puedes centrar tu atención en ti mismo y en tu propia carrera; tal vez no estés corriendo tan rápido porque siempre estás distraído y desanimado. Concéntrate en mejorarte a ti mismo y alcanzar tus propios objetivos en lugar de vencer a los demás.

No necesitas competir con nadie más que contigo mismo.

Cualquiera que sea el pensamiento negativo que parezca estar llamando tu atención, cámbialo por uno positivo. Mira el lado bueno y trata de sentir gratitud por lo que todavía tienes y los demás no. Es bastante difícil sentir gratitud y agitación emocional al mismo tiempo.

El cuarto paso es cambiar tus pensamientos.

En el centro de nuestras emociones más profundas se encuentran las creencias que las impulsan. Al saber esto, puedes cambiar tus emociones cambiando las creencias que las sustentan. Tu creencia negativa es que todos en el gimnasio te juzgan por tus fracasos, por lo tanto, tus emociones reflejarán eso.

Aquí es donde necesitas cambiar tus pensamientos. Para ello, piensa en cómo ves a los demás en el gimnasio. La mayoría de las veces, no te importa realmente lo que hacen, o piensas que su desempeño es mejor que el tuyo. Por ese razonamiento, ¿qué pasa si ellos sienten lo mismo por ti? Crees que las personas no te juzgan y ni siquiera te prestan atención, y tus emociones seguirán y se relajarán.

¿Cuál es la evidencia de que tus creencias son verdaderas y cuál es la evidencia de que no lo son? Si te ayuda, literalmente haz una lista y suma la puntuación.

El quinto y último paso de la regulación de las emociones, cuando todo lo demás falla, es cambiar tu respuesta.

Esta es la verdadera regulación. Aquí es cuando ningún otro paso de este proceso funciona y te encuentras sintiéndote sin límites. Tal vez te sientas completamente destruido, decidas rendirte y estés muy cerca de las lágrimas o la rabia. Toma una respiración profunda para recuperarte, cierra los ojos y haz una pausa. Reúne tu reserva interna y obligate al menos a cambiar tu expresión facial y mantenerla. Todavía estás en modo de reacción.

Evidentemente, no podrás.

Mencioné que la supresión emocional no era saludable, pero esto es diferente porque estás tratando de llegar al punto en que puedes responder en lugar de reaccionar. Cuando podamos reflexionar un poco más, a menudo encontraremos una perspectiva y una forma diferente y más saludable de responder. Al hacer una pausa en tus pistas y tomarte unos momentos para dejar que se concentren en tus emociones, descubrirás que puedes regularlas activamente.

Otro modelo similar se llama Método STOPP (por sus siglas en inglés):

Detenerte (Stop)

- simplemente has una pausa y trata de no dejarte vencer por la emoción.

Tomar un respiro (Take a breath)

- respira profundamente para mantener tu ritmo cardíaco bajo control, y observa tu respiración en un esfuerzo consciente para mantenerla lenta y mesurada.

Observar (Observe)

- pregunta qué está pasando por tu mente, determina dónde se encuentra tu atención, descubre a qué estás reaccionando y trata de nombrar los sentimientos que se arremolinan en tu cerebro.

Tire hacia atrás para la perspectiva (Pull back for perspective)

- pregúntate qué está sucediendo realmente, intenta incorporar diferentes perspectivas, comprende lo poco que importa en última instancia en tu vida y recuerda no ver un desastre al instante.

Práctica lo que funciona (Practice that works)

- procede con la mejor acción que puedas tomar por el momento, recuerda tus valores, asegúrate de que estás respondiendo en lugar de reaccionar y concéntrate en tus objetivos principales para la situación actual.

Recuerda que insertar un retraso entre nuestras emociones intensas y nuestras respuestas es siempre el objetivo final.

Ninguno de los pasos en estos marcos de regulación emocional es fácil. Y en algún momento, la idea central de la siguiente sección, simplemente aumentar tu tolerancia a la incomodidad emocional y la ansiedad, se convierte en un paso necesario hacia la resiliencia y la calma. Cuanto más puedas tomar, menos tendrás que regular. Reconocerás algunos elementos comunes del marco regulatorio que acabamos de discutir.

El bucle ABC

A veces nos encontramos cayendo en un bucle en el que simplemente estamos en un estado de piloto automático de actuar y pensar, lo que siempre conducirá a resultados no deseados. Tus sentimientos se lastiman, gritas y reaccionas, y agravas tus sentimientos negativos con culpa y vergüenza. O te enfrentas a una situación nueva y aterradora con pánico y evasión, convenciéndote instantáneamente de que no puedes estar a la altura de esos desafíos. Si nos hemos involucrado con estos patrones durante mucho tiempo, es posible que incluso nos hayamos convencido de que pensar demasiado, analizar demasiado y reflexionar son el mejor y más racional camino a seguir. De hecho, podrías pensar que te estás involucrando en el marco de la regulación emocional, y podrías pensar que estás respondiendo en lugar de reaccionar. Pero, ¿cómo puedes saberlo con seguridad?

Estas acciones automatizadas son muy difíciles de ver en el calor del momento porque estamos muy acostumbrados a hacerlas sin pensar. Esta es la razón por la cual desarrollar la autoconciencia y comprender los patrones de tu pensamiento y comportamiento son esenciales para la resiliencia emocional. Sin esto, solo podrás abordar los síntomas y no la causa.

Hay algunas herramientas para esto, y emulan la terapia de conversación de alguna manera porque te obligan a analizar realmente tus acciones y responder preguntas que preferirías no hacer. Reconocerás algunos elementos de estas herramientas de capítulos anteriores, pero siempre hay una perspectiva diferente en cada nueva herramienta que puede ayudar con la autoconciencia.

El bucle ABC es una técnica clásica de terapia conductual que considera todos los elementos que contribuyen a un comportamiento. Representa un antecedente (A), un comportamiento (B) y una consecuencia (C). La sección intermedia, el comportamiento, a menudo se denomina el comportamiento de interés, y la técnica funciona observando el antes y el después para comprender por qué ocurrió el comportamiento intermedio. También es lo que deseas examinar y regular o controlar, por lo tanto, es mayor escrutinio sobre él. Al aislar estos tres elementos, podemos comenzar a comprender lo que realmente sucede en el mundo externo y cómo se relaciona con las emociones que sentimos.

Empecemos por el antecedente. Este es el entorno, los eventos o las circunstancias anteriores al comportamiento de interés. Cualquier cosa que suceda antes del evento que pueda contribuir al comportamiento entraría en esta categoría. Al identificar los antecedentes, considera dónde y cuándo están ocurriendo, durante qué actividad, con quién ocurrieron y qué estaban haciendo los demás en ese momento. Escribe una nota mental de todo lo que puedas recordar, nunca se sabe qué podría ser pertinente al bucle ABC.

Por ejemplo, tal vez eres alguien que se encuentra discutiendo constantemente con sus padres. Puedes darte cuenta de que la mayoría de las veces ni siquiera estás de acuerdo con lo que están discutiendo, pero lo haces de todos modos.

Deseas detener este comportamiento para pensar en la última vez que ocurrió. Prepara la escena primero. En esta situación, cena en casa de tus padres, temprano en la tarde, las cosas iban bien, la televisión estaba encendida, surgió el tema del futuro y estabas hablando de tu trabajo y tus objetivos profesionales. Este es el antecedente.

. . .

Luego pasamos al comportamiento, que es el foco de esta técnica. Este comportamiento puede ser fundamental, lo que conduce a más comportamientos indeseables, o distraer, lo que puede interferir con tu propia vida o la vida de los demás.

En este caso, el comportamiento es una ira incontrolable, que es fundamental porque también causa estrés e irracionalidad en otras partes de tu vida. Es importante describir el comportamiento en su totalidad al mirar hacia atrás en retrospectiva. Hay una reacción exagerada de tu parte, una completa falta de escucha y validación de su parte, y la sensación de que debes darte a escuchar. En esta situación, se alzan las voces, se hacen gestos dramáticos, se lanzan insultos y se dicen comentarios intencionalmente maliciosos, la mayoría de los cuales eran irrelevantes para el argumento real.

Lo último es la consecuencia del comportamiento. Este resultado es importante porque a menudo es uno que refuerza el comportamiento. Si la consecuencia es genuinamente indeseable, la mayoría de los comportamientos no deseados no se repetirán, pero si se recibe algún tipo de recompensa de manera incidental, entonces el comportamiento continuará.

. . .

En este caso, el resultado puede ser que uno de tus padres, generalmente tu madre, abandone la habitación molesta y la cena se interrumpa, por lo que luego te vas a casa. Sin embargo, puedes sentir que has "ganado" el encuentro al hacer que tu madre retroceda, y esto sería un refuerzo positivo para continuar con este tipo de comportamiento.

Pero, ¿es realmente positivo que todo el mundo se haya puesto frenético y sienta el residuo suprarrenal de una fuerte discusión? Obtuviste un poco de satisfacción, pero probablemente no sea una interacción positiva neta aquí.

Ahora viene el análisis del ABC. El antecedente, como se mencionó antes, es la cena familiar. Es importante mencionar lo último que sucede antes del comportamiento.

En este caso, se trataba de preguntas sobre metas y aspiraciones profesionales. Ya hemos identificado un factor importante de la situación. Teniendo en cuenta que esta es la última pregunta casual antes de la discusión, está claro que este es el catalizador. Si estás mirando hacia atrás en tu propio evento y rres capaz de identificar el catalizador, considera por qué te afecta tanto. ¿Siempre reacciones de la misma manera?

. . .

Si puedes identificar qué es lo que cataliza un comportamiento que deseas detener, entonces puedes concentrarte en el y tratar activamente de redirigir tu comportamiento cuando te encuentres nuevamente en una situación similar.

Aquí es donde también comenzamos a pensar en los desencadenantes y necesidades emocionales. ¿Por qué es esto tan desencadenante para ti y qué necesidad estás descubriendo que no se satisface?

Esto no sucede con todos, solo con tus padres, ¿por qué te provocan y qué necesidad emocional se intensifica específicamente con ellos?

Lo siguiente que se debe observar es el comportamiento en sí mismo. En este caso, son gritos incontrolables, pero puede ser toda una gama de diferentes cosas. Piensa por qué eliges este comportamiento. En este caso, tal vez sientas que no estás siendo escuchado. Tal vez quieras ejercer algún control o autoridad o compensar en exceso porque te sientes acorralado. Cualquiera que sea el razonamiento detrás de esto, piensa en su propósito. Por lo general, se trata de un mecanismo de afrontamiento o defensa. Pero, ¿realmente está ayudando? Tu propósito aquí es en realidad asegurarte de que tu necesidad emocional sea defendida o satisfecha. ¿Tu comportamiento está trabajando hacia ese objetivo?

. . .

Si no, ¿hay otra forma de comportarte para obtener un mejor resultado con respecto a tus emociones? Aunque sea algo tan simple como tomarte un momento para calmarte, salir de la situación, o decirle a alguien que no está en un estado emocional para continuar, encontrar una manera de redirigir tu conducta para que produzcas un diferente resultado emocional.

Lo último a considerar es la consecuencia. Si es un comportamiento recurrente, entonces eso debe significar que obtienes alguna recompensa.

En este escenario, tu madre ha abandonado la escena inmediatamente después de la discusión y te ves obligado a volver a casa. Tal vez esto es exactamente lo que quieres para pasar menos tiempo con tus padres. Tal vez solo quieras que apoyen tu carrera, y cuando parece que no lo están, entonces ya no deseas estar allí. Tal vez quieras obtener una "victoria" sobre ellos o ser la última persona en pie y tener la última palabra.

¿Has aprendido algo de esta experiencia, o la consecuencia es simplemente que duplicará tus comportamientos de antes? ¿Te sientes obligado a cambiar algo para que tu antecedente no se desencadene aún peor la próxima vez y el comportamiento no siga creciendo en proporción? Una pregunta fácil de hacer es la siguiente: ¿la consecuencia te hace sentir bien o mal?

• • •

Así que ahora considera el resultado general de este evento que hemos analizado con el bucle ABC. Podemos ver que estamos emocionalmente activados por alguna combinación de nuestros padres y el tema del futuro y que surge una necesidad emocional o dolor particular en este escenario (antecedente). A continuación, vemos que nuestros comportamientos son una respuesta poco saludable a esta necesidad emocional y dolor y no son necesariamente sobre el tema o el entorno en sí mismos (comportamiento).

Finalmente, observamos que hemos defendido nuestra necesidad y dolor emocional con tanta fuerza que causamos confusión en la relación (consecuencia), y aunque esta es una pequeña victoria para tus escudos emocionales, solo hace que el antecedente y el comportamiento sean más propensos a ser ampliados en el futuro.

¿Cómo puedes cambiar esta secuencia de eventos para asegurarte de que no vuelva a suceder en el futuro? Siempre comienza cuestionandote a ti mismo y pregúntate por qué sientes tanto dolor emocional; esto es lo que conduce al comportamiento y luego a la consecuencia, donde el ciclo se repite de nuevo. Puedes cortar la conversación antes de que el dolor emocional alcance un punto de ebullición, o puedes asegurarte de que el comportamiento sea algo que te tranquilice y te ayude a sobrellevar la situación.

. . .

Por ejemplo, si lo único que quieres es que te apoyen en tus decisiones, mantén una conversación que aborde esto y déjala cuando no sea así. Si hay algo de lo que no quieres hablar, diles a tus padres que hay cosas que preferirías que estuvieran fuera de los límites y que podrías hablar cuando estés listo; déjalo si te siguen presionando.

El modelo ABC te ayuda a comprender cómo cortar el ciclo de falta de control emocional y explica por qué las cosas tienden a empeorar con el tiempo, en lugar de mejorar.

Le da el modelo exacto para una mejor resiliencia emocional y calma: evita o altera situaciones que puedan convertirse en un antecedente, e intenta elegir comportamientos más saludables cuando se te provoque.

En el ámbito de la ansiedad y el pensamiento excesivo, el modelo ABC te brinda algo a lo que aferrarte cuando te sientes a la deriva en viejos patrones y hábitos mentales inconscientes. Si puedes reconocer un desencadenante de ansiedad (por ejemplo, ser evaluado por alguien en una posición de poder) y sabes que tiende a provocar en ti cierto comportamiento (pánico, evasión, una espiral de diálogo interno negativo), entonces puedes tomar medidas para evitar las consecuencias habituales (un ataque de pánico o autosabotaje en el trabajo). El bucle ABC brinda la oportunidad de salir del bucle en lugar de enredarte en él. Puedes cambiar de una reacción inconsciente a una respuesta deliberada. En otras palabras, una vez que eres consciente de lo que está sucediendo, de repente tienes algo especial: una elección.

El tablero emocional

Hemos visto que nuestro cerebro tiene una tendencia natural, incorporada y heredada a enfocarse en lo negativo, y que la ansiedad y el pensamiento excesivo provienen de nuestro deseo de controlar lo que no está estrictamente bajo nuestro control.

Pero cuando podemos tomar conciencia de estos patrones, tenemos la oportunidad de responder con deliberación y agencia, en lugar de reaccionar a ciegas.

El tablero emocional es un proceso similar al bucle ABC y es otra forma de ayudarte a cultivar una mayor conciencia y control sobre tu ansiedad. También anima a dar un paso atrás de una situación para revisar tus acciones y reacciones para entrar en tu piloto automático. Si bien el enfoque introspectivo del tablero emocional es el mismo que el bucle ABC, hay un par de pasos más:

. . .

Situación. Anota los hechos literales de los detalles de la situación que ningún observador pueda argumentar. Esto significa dejar de lado las opiniones y los prejuicios existentes. Esto te ayudará a comprender las circunstancias en torno a tu ansiedad, pensamiento excesivo o estallidos emocionales.

- Un proyecto se tiene que entregar mañana.
- La familia de tu pareja está llegando para las vacaciones.
- Tienes asignado un nuevo supervisor
- Te has mudado a un nuevo lugar después de que te separas y te invitan a una fiesta.

Ten mucho cuidado de ser honesto y neutral aquí sin interpretación, juicio o apego, sólo los hechos. En cierto modo, estás viendo el diseño de la situación sin tu compromiso emocional. Prepara el escenario, por así decirlo.

Pensamientos. Recuerda las interpretaciones personales y los pensamientos que pasaron por tu mente cuando surgieron los primeros sentimientos de angustia o evitación. Estas son las creencias y pensamientos que son provocados por eventos externos. A menudo, estos son mucho más volátiles y violentos que los siguientes ejemplos porque conducen directamente al siguiente paso de emociones y necesidades emocionales y dolor. Realmente trata de articular tu monólogo interno, ya que literalmente puede decirte todo lo que necesitas saber sobre tu estado mental y emocional.

- "No tengo ganas de hacer esto"; "No debería tener que hacerlo".
- "El año pasado parecían críticos sobre la apariencia de nuestra casa".
- "He oído cosas malas sobre esta persona de personas que han trabajado para él".
- "No estoy seguro de estar listo para mezclarme con extraños en un lugar desconocido".

Realmente profundiza en esto si puedes. Poner palabras a las sensaciones y creencias. Puede que no lo parezca, pero toda acción está precedida por una creencia o pensamiento que a su vez es desencadenado por la circunstancia.

Disminuye la velocidad de tu diálogo interno para ver qué historias y creencias te atraviesan.

Emociones. Toma una medida de los sentimientos que has experimentado durante este conflicto utilizando sólo palabras de una sola emoción. Para nuestros propósitos, asegúrate de pensar también en la necesidad emocional o el dolor que se está invocando. Haz la conexión de las acciones externas con tus pensamientos y tus emociones. Véalos como un ciclo continuo, un ciclo que estamos tratando de entender y finalmente cortar a favor de algo más saludable o más feliz.

- Tristeza, aburrimiento, irritación
- Resentimiento, disgusto, molestia
- Ansiedad, miedo, preocupación
- Abatimiento, tensión, inquietud

Al nombrar tus reacciones, pregúntate tres veces por qué surgieron estas emociones. La repetición de la pregunta te animará a profundizar lo más posible y llegar a la raíz del problema. En el primer ejemplo, ¿qué imagen mental causó la tristeza por el proyecto tardío, el temor de que no fuera lo suficientemente bueno? ¿El aburrimiento se debe a que sientes que es una rutina que sigue repitiéndose? ¿Estás irritado porque hubo un evento social que preferirías haber hecho esta noche?

Sensaciones corporales. Anota las sensaciones físicas que sentiste al experimentar el conflicto. Estos pueden agregar claridad a tus emociones, porque mientras podemos mentirnos a nosotros mismos, nuestros cuerpos solo pueden reaccionar y casi siempre dirán la verdad.

- Pesadez, fatiga
- malestar estomacal, dolor de cabeza

- tensión en los hombros, aumento de los latidos del corazón
- ligereza en la cabeza, ligeros temblores en las manos

Sé lo más literal posible al describir las sensaciones corporales. Evita metáforas como: "Se me salía el corazón del pecho". En su lugar, di: "Sentí que los latidos de mi corazón se aceleraban". A veces, nuestros cuerpos saben algo mucho antes de lo que nuestros cerebros pueden registrar. La ansiedad en particular no es solo un fenómeno mental, sino una experiencia corporal completa. Tus pensamientos y sentimientos ansiosos son la manifestación final y más obvia de la ansiedad, pero ¿cómo se ve esta ansiedad en tu intestino? ¿En tu pecho o en tu piel?

Impulsos/acciones. Escribe tus primeros instintos de lo que querías hacer para aliviar o evitar el conflicto, cosas que te hicieron sentir bien, te distrajeron o minimizaron tu atención a las sensaciones anteriores. Si estos son relativamente benignos o saludables, eso es algo bueno.

Sin embargo, si tus primeros impulsos son retirarte o perderte en un análisis excesivo, entonces sabrás que has tocado una fibra sensible. Algo está sucediendo dentro de ti y está siendo demostrado a través de tus acciones. Es probable que esté en medio de un bucle repetitivo inconsciente.

- Ir a dormir, comer, relajarte,
- Mirar televisión, navegar en línea
- Hacer trabajo "pesado", hacer llamadas, gritar un poco
- Beber alcohol, ir a caminar

Al igual que el bucle ABC, la práctica del tablero emocional produce una secuencia de eventos que se pueden desglosar y evaluar como una historia ficticia. ¿Por qué sucedió esto, cómo podemos prevenirlo y qué elementos parecen ser tu ruina? El tablero agrega algunos elementos internos, conflictos internos y sensaciones físicas que juegan el mismo papel que la "motivación" cumple en la ficción.

Reconocer esas alteraciones en tus sentimientos y pensamientos puede ayudarte a identificarlas cuando vuelvan a surgir.

Todo esto puede parecer bastante complicado, especialmente cuando la ansiedad parece ser rápida e irresistible en el momento. Pero recuerda que no estás a merced de tu ansiedad, a menos que estés de acuerdo en serlo.

Siempre puedes detenerte y analizar tus experiencias y trabajar a través de ellas, conscientemente y en tus propios términos. Descomponlo:

- Situación

- Pensamientos
- Emociones
- Sensaciones corporales
- Impulsos/acciones

Al principio, puede funcionar escribir literalmente todo esto en un cuaderno, pero con el tiempo, puedes hacerlo de forma más automática y ver más fácilmente cómo todo lo anterior se combina entre sí. ¿Es mejor el modelo ABC o el enfoque de "tablero"? En verdad, son variaciones de un mismo ejercicio.

Un método puede parecer más apropiado que el otro, dependiendo de tus circunstancias. Es posible que desees utilizar el modelo ABC cuando te encuentres inicialmente con un conflicto, luego el panel de control si vuelve a ocurrir o empeora. Si notas un nuevo patrón de ansiedad que surge en torno a tu comportamiento con tu supervisor de trabajo, por ejemplo, puedes optar por ejecutar un modelo ABC primero. Si sigues teniendo los mismos problemas (por ejemplo, sigues evitando, postergando o saboteándote a ti mismo debido a la ansiedad), es posible que desees revisar el tablero para ver si puedes obtener información adicional sobre tus pensamientos y sentimientos más profundos del comportamiento.

Simplemente puede ser más fácil o más eficiente simplemente ejecutar un bucle ABC. O tal vez tu ansiedad es tan aguda que prefieres ejecutar el tablero emocional. Con una auto-indagación honesta, cualquiera de los métodos puede ayudarte a avanzar en el descubrimiento de patrones e identificar comportamientos problemáticos para cambiar. Pero con ambos, el progreso comienza con la conciencia: cada vez que podemos despertar y tomar el control consciente, avanzamos en la lucha contra el pensamiento excesivo ansioso.

Aplazamiento de las preocupaciones

Una técnica asombrosa (y sorprendentemente simple) para poner freno a la espiral de ansiedad se llama aplazamiento de la preocupación. De hecho, ni siquiera necesitas sufrir de ansiedad para beneficiarte de su uso: es una excelente técnica de manejo del estrés. Algo así como hacer un presupuesto de estrés.

Los pensamientos ansiosos y preocupantes son un poco pegajosos. Tienen una cualidad intrusiva. Una vez que un pensamiento amenazante o negativo aparece en tu cabeza, parece difícil cambiarlo o ignorarlo. Puedes distraerte rápidamente ya que tu cerebro piensa: "¡Oh, esto es a lo que realmente debería prestar atención!" y así, tu atención y tu enfoque se alejan del momento presente.

Entonces, lo que realmente sucede es que las preocupaciones te controlan a ti en lugar de que tu las controles a ellas. Un pensamiento estresante llega y hace restallar el látigo, y tú obedeces al instante. El error que cometemos es pensar que si surge un pensamiento negativo, no queda más remedio que concentrarnos en él. ¿Recuerdas el sesgo de negatividad de nuestro cerebro y nuestro software de procesamiento de información que literalmente evolucionó para amplificar las malas noticias? Nos dice que las cosas amenazantes y aterradoras siempre tienen prioridad.

Ahora, si la preocupación es: "Me pregunto si ese tigre que tengo enfrente va a intentar comerme", entonces, obviamente, priorízalo. Pero por lo general, la preocupación es algo como: "Me pregunto si Alicia piensa que mi presentación apesta" o "¿Qué pasa si los ladrones de identidad revisaron mi basura y descubrieron el diario que tiré por accidente, y ahora todos en el FBI conocen mi terribles secretos?" En otras palabras, le damos prioridad a estos pensamientos cuando realmente no deberíamos hacerlo.

El aplazamiento de las preocupaciones no significa que vayas a erradicarlas por completo (sí, todos las tenemos, incluso las personas que no tienen ansiedad). Es solo decir que vas a poner las preocupaciones en el lugar que les corresponde. En lugar de llamar la atención cada vez que se te ocurre una idea de ansiedad, la haces esperar. Tú estás a cargo de hacia dónde va su conocimiento consciente.

No permitas que cualquier cosa te distraiga o interrumpa tu enfoque.

El aplazamiento de la preocupación es exactamente lo que parece una elección deliberada de posponer la preocupación para otro momento. Esto es diferente a decir que no te preocupes. Se trata más de tomar el control y manejar tu preocupación, decidiendo proactivamente cuánto impacto quieres que tenga en tu vida. En el momento, la preocupación puede parecer tan urgente y tan importante. Puede parecer innegociable que dirijas cada fibra de tu ser hacia esos pensamientos y sentimientos. Pero en realidad, tienes una opción.

El aplazamiento de la preocupación se puede hacer de diferentes maneras, pero se trata de establecer límites deliberados y conscientes para la preocupación. Es como dibujar una pequeña valla a tu alrededor.

Un método es limitar el período de tiempo en el que te preocupas. Por ejemplo, te metes en la cama por la noche y te preparas para dormir, pero tu cerebro cambia instantáneamente al modo de preocupación y saca a la luz miles de cosas que quiere preocupar. Te dices a ti mismo: "Está bien.

Puedo preocuparme por eso y lo haré. Pero no lo haré ahora.

Programaré una hora específica para preocuparme por esto más tarde.

Digamos, mañana a las 10:00 a.m. Antes de ese período, no pasaré un solo segundo pensando en nada de esto".

Y luego haces eso. Si tu mente se desvía hacia esos pensamientos ultraimportantes de vida o muerte, puedes decirte con confianza que está bien, que lo pensarás, pero no ahora.

Lo más probable es que las preocupaciones no sean tan sensibles al tiempo y puedan esperar. De hecho, estarás más fresco por la mañana y podrás dedicar todo tu cerebro a la tarea, si aún así lo deseas. Dite a ti mismo que ya has hecho todo lo que debes hacer, la preocupación está marcada en la lista y no hay nada pendiente que puedas hacer en este momento. Solo dormir.

. . .

Una alternativa es poner límites a la duración de la preocupación. Entonces, te levantas de la cama y te dices a ti mismo: "Bien, ¿quieres preocuparte? Está bien, preocupémonos. Pero solo haremos esto durante cinco minutos y luego nos iremos a dormir". Pon un cronómetro, preocúpate y luego detente. Puedes notar algunas cosas con cualquiera de estas técnicas.

La primera es que si retrasas la preocupación, a menudo no querrás hacerlo más tarde de todos modos. La segunda es que incluso cuando te permites un tiempo para preocuparte, a menudo notarás que tus niveles de ansiedad son exactamente los mismos antes y después de la preocupación. Es decir, el tiempo de preocupación hizo exactamente cero para ayudar. En cualquier caso, estás limitando y gestionando el efecto que tiene sobre ti y enseñándote a ti mismo que tienes una opción y que no estás a merced de pensamientos intrusivos y que te distraen.

Para practicar esta técnica se necesita preparación y práctica. Establece un momento todos los días en el que te preocupes a propósito. Elige un momento en el que no te molesten y en el que sea probable que estés en tu mejor estado de ánimo. Experimenta un poco y no tengas miedo de probar algunas cosas diferentes antes de que te sientas bien.

. . .

Sin embargo, escucho lo que estás pensando. Tal vez te estés preguntando: "Claro, suena bien, pero ¿y si esta vez realmente necesito preocuparme por algo? ¿Y si esta vez es algo serio?"

Bueno, juguemos al abogado del diablo e imaginemos que, en ocasiones, nuestras preocupaciones, miedos y cavilaciones son realmente muy importantes y deben considerarse de inmediato.

Lo que necesitamos es un método para distinguir entre esas situaciones y el simple pensamiento excesivo. Podemos preguntarnos si esta preocupación es 1) un problema genuino y 2) ¿puedo hacer algo ahora mismo?

Sé honesto. El problema tiene que ser objetivamente crítico, pero también accionable en ese mismo momento.

Digamos que hay un trabajo de prensa urgente que te está comiendo por dentro. De hecho, es un problema real, pero digamos que es tarde en la noche y la única persona con la que necesitas hablar no está disponible hasta la mañana.

Entonces, el problema es genuino, pero no puedes hacer nada al respecto ahora. Digamos que su hijo tiene fiebre, pero por lo demás está bien, pero posiblemente podría llevarlo rápidamente a la sala de emergencias para que lo revisen. Este es un problema sobre el que se puede actuar, pero no es un problema tan genuino. Por último, imagina que te preocupa que un cliente reciente te deje una mala reseña. En realidad, esto no es realmente un problema grave (ningún negocio fracasó debido a una sola mala crítica), y no hay nada que puedas hacer sobre eso ahora mismo. Pero, ¿y si es un problema grave y puedes actuar ahora mismo? Entonces actúa.

Pero actúa, no te preocupes. La preocupación y el pensar demasiado son inútiles, particularmente cuando lo que se requiere es una acción apropiada. Aquí debes preocuparte aún menos, ya que tener la mente tranquila y despejada es lo que te ayudará a ver la solución más rápido. A menos que tu pensamiento ansioso sea genuinamente serio y puedas hacer algo sensato en el momento, posponlo. Haz la llamada por la mañana, soluciona el problema más tarde o simplemente déjalo por el momento.

Una vez que hayas decidido que no vale la pena preocuparte por algo, sé despiadado. Imagina que tu mente es un perro con una correa y sigue tirando de ella hacia el presente. Esto es más fácil de hacer si involucras tus cinco sentidos para anclarte en el momento real y presente. Examina tu entorno para ver si puedes enumerar tres vistas, tres sonidos, tres olores, etc.

. . .

Cuando llegue el momento de preocuparte, observa si la urgencia parece disminuir de alguna manera. Recuerda que lo que una vez parecía urgente no permanece así. Mira con otros ojos las preocupaciones y ansiedades. Entra en el modo de resolución de problemas y ve si comprometerte a tomar medidas útiles reduce tu ansiedad. A veces, lo mejor que puedes hacer por una preocupación es llevarla al mundo real, convertirla en un problema práctico y luego actuar en consecuencia.

Usando los cinco POR QUÉ

A veces, pensar demasiado adopta una forma vaga y nebulosa, saltando de una cosa a la siguiente. Otras veces, estás ansioso por algo que definitivamente puedes señalar, por ejemplo, una decisión difícil que debes tomar o un problema que debes resolver. La técnica de los "cinco porqués" es un marco de trabajo útil para guiar tu pensamiento hacia algo útil y lejos de la rumiación estresante.

Comienza por definir el problema. ¿Cuál es el problema, exactamente? Digamos que tu perro está ladrando y actuando amenazadoramente con los vecinos, exasperándolos y llevándolos a amenazar con llamar a las autoridades.

. . .

Te dicen en términos inequívocos: necesitas hacer algo. Si te domina la ansiedad, es posible que empieces a caer en una espiral. ¿Qué vas a hacer? ¿Se van a quejar y la Sociedad Protectora de Animales se va a llevar a tu perro? ¿Te odian ahora? ¿Están todos en el vecindario igualmente enojados?

Pero disminuye la velocidad y avanza a través de las preguntas. Pregúntate, ¿por qué sucede esto? ¿Por qué tu perro ladra y acosa a los vecinos?

"Mi perro es todavía joven y es de una raza enérgica. Durante el día, ella se aburre, y pienso que ella ladra porque está inquieta. ¡Ella no quiere hacer daño!"

Ahora haz la pregunta de nuevo ¿Por qué es eso? "Bueno, supongo que está aburrida porque todavía no ha dado su paseo. Solo la paseo por las noches".

¿Por qué es eso?

"Ese es el momento más conveniente. No puedo hacerlo en las mañanas".

. . .

¿Por qué es eso?

"Debido a mi nuevo patrón de turnos. Necesito llegar al trabajo muy temprano".

¿Por qué es eso?

"¡Porque hemos reducido a la mitad nuestro equipo y yo estoy tomando el relevo!"

Y ahí, de acuerdo con el método, está tu causa raíz. Parece una exageración vincular a tus vecinos gruñones con los cambios recientes en el trabajo, pero ahí lo tienes. Ahora, tienes una opción. Puedes tomar medidas para buscar un mejor trabajo que no consuma todo tu tiempo, o hacer arreglos para un patrón de turnos diferente. De esa manera puedes pasear a tu perro y entonces no ladrará tanto. O podrías pagarle a un paseador de perros.

Concedido, este es un ejemplo muy simplista. Encontrarás diferentes respuestas para problemas más grandes y complejos. Ocasionalmente, es posible que se necesiten más de cinco preguntas, o menos. Puedes usar esta técnica para decidir rápidamente qué hacer con una molestia menor (tienes doble reserva, ¿ahora qué?) o mayores decisiones de vida o dilemas (estás completamente reestructurando tu negocio después de una masiva reducción de escala).

Si tu preocupación no tiene rumbo ni forma, es posible que esta técnica no sea adecuada, pero si tu preocupación se está saliendo de control específicamente porque enfrentas grandes problemas y decisiones, respira profundamente y permite que este método se deshaga del desorden por más tiempo. Sigue preguntando por qué, identifica la causa raíz y luego estás facultado para actuar para cambiar esa causa raíz.

Lo que notarás acerca de esta técnica es que necesitas comenzar con el encuadre correcto del problema. Si puedes y quieres, pide a otros su opinión para identificar a puntos ciegos que puedan estar influenciándote. Para problemas más grandes, no apresures tus respuestas. Finge que realmente no sabes nada y mira las cosas con una nueva perspectiva. No respondas lo que crees que deberías responder. Si quieres llegar a un resultado verdaderamente perspicaz, debes dar respuestas significativas en el camino.

He aquí un ejemplo de un problema mayor:

. . .

Problema: Parece que no puedo vender mi casa y me estresa. ¿Qué le pasa a la gente?

¿Por qué está pasando eso?

La gente está mirando la lista en línea, pero nadie está reservando visitas.

¿Por qué la gente miraría sin reservar una visita?

Tal vez la casa es bonita, pero el precio también es alto.

¿Por qué el precio sería demasiado alto?

Porque yo mismo pagué mucho por esta casa, tengo miedo de perder algo de esa equidad. Así que le puse precio, con el que obtengo una pequeña ganancia.

¿Por qué necesitas obtener ganancias?

. . .

Supongo que porque siento que debería venderlo por más de lo que lo compré. Si soy honesto, creo que pagué demasiado.

¿Por qué pagaste tanto por esta casa?

Era mi primera casa y estaba ansioso por comprarla.

Ahora mira el problema de nuevo. Sin profundizar, el problema parece ser: "¿Qué le pasa a la gente?" pero en una inspección más cercana, el verdadero impedimento para la venta de una casa es, curiosamente, la resistencia psicológica arraigada en la ansiedad. Sin embargo, al seguir las preguntas, puedes ver por sí mismo que el arrepentimiento por haber pagado demasiado en el pasado y la resistencia a perder más dinero te impiden venderlo ahora.

En lugar de reflexionar sin cesar ("¿Por qué, por qué, por qué la gente no quiere comprar mi casa?"), simplemente puedes tomar medidas que aborden la causa raíz. Es posible que trabajes para aceptar que tomaste una mala decisión financiera y aceptar el hecho de que podrías perder algo de dinero. Esto significa que finalmente puedes bajar el precio y, probablemente, vender la casa.

· · ·

Sin embargo, ten cuidado. Los cinco por qués solo son útiles si tus preocupaciones tienen una base genuina en la realidad, es decir, hay una crisis real en torno a la cual se centran. Quieres reducir la confusión, no alentarla. Si notas que estas cinco preguntas te impulsan a reflexionar e "investigar" sin cesar, entonces detente. Sabrás que el método no está funcionando para ti si llegas a tu respuesta final y todavía te sientes ansioso e inquieto. Lo mejor que puedes hacer en ese caso es detenerte, distraerte o posponer la preocupación hasta que la ansiedad desaparezca.

Resumen

- Abordar la ansiedad se reduce a la habilidad aprendida de regulación emocional. En lugar de negar o aplastar nuestras emociones naturales, aprendemos a manejarlas consciente y deliberadamente. Hacemos esto al volvernos receptivos en lugar de reactivos.
- Volverte receptivo se trata de hacer una pausa antes de actuar en una situación, practicar el control de los impulsos, observar nuestras propias motivaciones, creencias y pensamientos, y encontrar soluciones saludables a los problemas que van más allá de pensar demasiado ansioso.
- Una forma de ser más receptivo es disecar situaciones de secta en el marco ABC

antecedente, comportamiento y consecuencia. Necesitamos examinar lo que precede y lo que sigue al comportamiento ansioso, y luego solucionarlo. Desarrollar la autoconciencia de tus patrones habituales lleva tiempo y rara vez se ve atrapado en el calor del momento. Pero al diseñar nuestros desencadenantes y resultados, podemos tomar el control de nuestro comportamiento ansioso y cambiarlo.

- El cuadro emocional es una aplicación similar al enfoque diseñado para introducir una conciencia consciente y reducir la reactividad.
- Analizamos cuidadosamente la situación real, nuestros pensamientos y creencias emergentes en esa situación, nuestras emociones resultantes, nuestras sensaciones físicas y los impulsos o acciones que todo esto inspira (es decir, ansioso por pensar). Cuando somos conscientes de todos los factores precipitantes, podemos intervenir y evitar caer en la espiral de la ansiedad.
- El aplazamiento de la preocupación es una forma muy directa y eficaz de interrumpir las espirales de ansiedad. Cuando reconozcas que comienzas a sentirte ansioso, programa deliberadamente un momento discreto en el futuro para preocuparte, y luego lleva tu mente continuamente al presente. Rara vez podemos eliminar la preocupación de nuestras

vidas, pero podemos limitar conscientemente su tiempo de aparición y la duración.

- Finalmente, los cinco porqués es un método que puede ayudarte a darle una forma definitiva y útil a las preocupaciones vagas y análisis excesivo. Si estás lidiando con un problema o una crisis real, los cinco por qué pueden ayudar. Define el problema y luego pregunta qué lo causó, repitiendo la pregunta del por qué cinco veces para llegar a la causa raíz real, sobre la cual luego puedes actuar.
- Evita este método si tus ansiedades no están ligadas a ningún dilema o decisión real. Las preguntas están diseñadas para elevar el pensamiento excesivo hacia la claridad y la resolución de problemas, ¡no más pensamiento excesivo!

3

Depuración De La Máquina

Tu CEREBRO no es una prisión ineludible diseñada para torturarte, mientras no tienes control sobre cómo piensas o sientes. Es una herramienta, una máquina que puedes usar como mejor te parezca. Una de las principales razones por las que la ansiedad se apodera de nosotros es en realidad un poco irónica: al creer que la ansiedad en sí misma es algo que debemos evitar o algo por lo que sentirnos mal, nos atrapamos en espirales de preocupación. Hemos hablado sobre la regulación emocional, pero debajo de esta habilidad hay un cambio de mentalidad fundamental, es decir, la idea de que las emociones negativas no son el fin del mundo, no son insoportables y que somos más que capaces de sobrellevarlas.

En este capítulo, analizaremos más de cerca las características y la forma de pensar de las personas que no son ansiosas por naturaleza. Sus visiones del mundo, actitudes y perspectivas de la vida les dan inmunidad a la angustia.

Es importante destacar que no experimentan menos estrés que tú o que yo, pero lo interpretan de manera diferente y le dan un significado diferente. Una vez que estés practicando volverte menos reactivo y dominar tus propias emociones utilizando algo como el bucle ABC, naturalmente comenzarás a experimentar un cambio de perspectiva.

¡Comenzarás a ver la angustia, la incomodidad y la incertidumbre como una parte normal de estar vivo y también comenzarás a tomar tu hábil manejo y aceptación de estos sentimientos como un hecho!

Tolerancia a la angustia

La angustia es una parte natural de la vida. Cada persona en algún momento u otro necesita enfrentar la incomodidad y la ansiedad; no se trata de si tendrás que soportarlo, sino de cuándo. Afortunadamente, la resiliencia emocional es algo que se puede aprender y cultivar con un plan y una práctica frecuente. Todos podemos aprender a reducir el estrés en nuestras vidas y eliminar los factores desencadenantes, sí, pero también podemos hacer mucho para elevar nuestra propia resiliencia y fortaleza mental para que ya no nos moleste tanto.

. . .

Si bien muchos pueden optar por concentrarse en evitar el malestar emocional o en organizar una vida en la que no tengan que experimentarlo, una persona verdaderamente resiliente confía en su propia capacidad para soportar la angustia y no solo sobrevivir, sino prosperar. Lo que es más importante, tener un mayor grado de tolerancia a la angustia te hace más resistente; ni siquiera tendrás que usar herramientas de afrontamiento o autoconciencia con tanta frecuencia, porque simplemente no alcanzará esas emociones negativas intensificadas con tanta frecuencia. Se puede dominar una mayor tolerancia a la angustia y la ansiedad con el tiempo siguiendo unos pocos pasos simples.

Paso 1: Identifica tus desencadenantes

Siempre se remonta a los factores desencadenantes, ¿no es así? Ya sea que se trate de una situación, evento, persona, palabras, recuerdos, pensamientos, sensaciones corporales, sonidos o imágenes en particular, un desencadenante es como una campana que nos inicia en el camino de la angustia. A veces, un patrón de angustia puede ocurrir rápidamente y sin que nos demos cuenta, dejándonos sin idea de por qué estamos molestos repentinamente. En un momento te sientes bien y continúas con tu día, y al siguiente sientes una sensación creciente de pánico, ira o tristeza. ¿Pero qué pasó?

. . .

Si miras de cerca, siempre puedes identificar el estímulo preciso que provocó tu respuesta emocional. Es tentador pensar que el dominio y el control emocional tienen que ver con luchar contra las emociones una vez que ya están en pleno apogeo. Pero con la práctica, puedes comenzar a ver las pequeñas semillas de angustia antes de que broten y se conviertan en una emoción abrumadora que es difícil de controlar.

Imagina que una mujer se dirige a su casa durante las vacaciones de Navidad para estar con su familia. Comienza la visita sintiéndose tranquila y equilibrada y se ha dicho a sí misma que mantendrá la calma a pesar de que su familia es famosa por sus acaloradas discusiones y disgustos durante las fiestas. A pesar de sentirse bien por un tiempo, pronto se da cuenta de la cocina desordenada de su madre y se siente inquieta por lo caótica que es la preparación de la comida, con todos hablando entre sí y sopesando la mejor manera de preparar la comida navideña. Entonces se da cuenta de que empieza a sentir un poco de calor físico, dado que el fuego crepita en la habitación de al lado y varias personas en suéteres cálidos entran y salen de la cocina. Finalmente, su padre hace un comentario hiriente sobre la forma en que está cortando cebollas y, como si se rompiera un dique, de repente se siente extremadamente enojada y molesta y les grita a todos. En otras palabras, ella está angustiada.

. . .

Rebobina la situación y queda claro que hay varios desencadenantes que instigan estos sentimientos de ira e infelicidad. Éstos son tanto externos (ruido y bullicio, desorden, críticas de los seres queridos) como internos (la sensación de caos y estrés, sentir demasiado calor, no sentirse lo suficientemente bien o tal vez recordar recuerdos negativos y asociaciones de la infancia).

Los desencadenantes pueden ser literalmente cualquier cosa. Aniversarios, problemas de dinero, discusiones con la familia o con tu pareja, un conflicto laboral, ir al médico, hacer un examen, enfermarse, tener que competir con los demás, pensar en el futuro, ser rechazado, y la lista sigue y sigue.

¿Cómo averiguas cuáles son tus propios desencadenantes? Una buena manera de pensar en esto es mirar el comportamiento pasado y tratar de comprender qué es lo que te causó angustia antes. Esto requiere un grado de conciencia en el momento, pero ¿puedes notar algún patrón en lo que ocurre inmediatamente antes de sentirte abrumado emocionalmente?

Lo bueno de tomar conciencia de los factores desencadenantes es que, cuando ocurren, te dan la oportunidad de detenerte y darte cuenta de lo que está sucediendo. Esto le da la opción de intervenir y tomar medidas antes de sentirse abrumado con emociones fuertes.

Paso 2: Presta atención a tus señales de advertencia

Por supuesto, un desencadenante es solo un desencadenante: es nuestra respuesta lo que marca la diferencia. Se puede pensar en una señal de advertencia como cualquier indicación de que está teniendo problemas para lidiar con alguna angustia emocional. De nuevo, estos pueden ser pensamientos, emociones o la necesidad de comportarse de una manera particular. Indican que la angustia está en marcha y que tu estás lidiando con fuertes emociones desagradables.

Lo que podría pasar en este punto es que recurras a "métodos de escape" para tratar de evitar la angustia. Ya hemos discutido la necesidad de sofocar la incertidumbre pensando demasiado o rumiando en un intento por obtener más control, pero la evasión y el escape pueden tomar muchas formas diferentes. Estos tipos de comportamientos pueden ser tan variados como los desencadenantes que están diseñados para evitar. Además de pensar demasiado... pueden incluir buscar seguridad, distraerte, recurrir a sustancias o comer en exceso, quedarte dormido o simplemente evitar por completo la situación estresante.

En el ejemplo de la mujer de arriba, el creciente estrés emocional que experimentó conduce a una señal de advertencia muy clara gritando a la gente en la cocina con ella. Mientras que los desencadenantes podrían haber sido pequeñas campanas, las señales de advertencia son más como alarmas de incendio a todo volumen. Sin embargo, las señales de advertencia no son solo acciones. Pueden ser pensamientos (por ejemplo, "No puedo hacer esto" o "Soy un fracaso") o sentimientos (por ejemplo, irritación, pánico, depresión, vergüenza o celos) o incluso sensaciones del cuerpo físico (por ejemplo, fatiga, temblores, un nudo en el estómago, tensión o llanto).

Puede ser difícil ver claramente la angustia a medida que se desarrolla en el momento, precisamente porque la angustia es muy desagradable y, a menudo, buscamos formas de evitarla a toda costa. Es por eso que la práctica regular de la tolerancia a la angustia agudizará tu capacidad para acercarte a tus factores desencadenantes únicos y saber exactamente cómo te afectan.

Paso 3: Renuncia a tu mecanismo de escape y haz lo contrario

. . .

El paso 3 es donde tu plan de tolerancia a la angustia realmente cobra vida. Estar desencadenados y experimentar sensaciones emocionales, mentales y físicas abrumadoras puede obligarnos a seguir el camino de hábitos automáticos diseñados para hacernos sentir mejor.

Sin embargo, los comportamientos de escape rara vez nos brindan la oportunidad de desarrollar resiliencia y crecer como personas, y con frecuencia los comportamientos de escape en sí mismos son perjudiciales para nosotros. Es porque todavía estamos operando bajo la creencia central de que esto es: insoportable, no puedo hacer frente.

El modelo ABC, el aplazamiento de la preocupación o el tablero emocional son formas de tomar conciencia de lo que está sucediendo y, al utilizarlas, modifican un poco las condiciones para que haya menos ansiedad. Pero si queremos desarrollar resiliencia, también podemos optar por quedarnos con una sensación.

Para la mujer de nuestro ejemplo, es probable que criticar a los miembros de la familia solo los ponga nerviosos y, a su vez, alimente el caos y el estrés en la cocina, lo que empeorará las cosas sin querer. Otros comportamientos de escape pueden ser aún más dañinos, por ejemplo, los atracones de comida, el abuso del alcohol o evitar hacer tareas en el trabajo que sólo empeorarán con la procrastinación.

Aunque los comportamientos de escape se sienten irresistibles en el momento, y pueden sentirse sinceramente como nuestra única solución a veces, en última instancia, no son adaptativos y provienen de un lugar de evasión, debilidad, negación y escape en lugar de confianza y fortaleza para lidiar con lo que la vida necesita lanzar en nuestro camino.

¿Cómo sabes cuáles son tus conductas de escape? Esta parte del proceso puede ser la más fácil de identificar, ya que serán aquellas acciones a las que te sientes fuertemente obligado a realizar cuando te encuentras en medio de una reacción emocional abrumadora. Muchas personas tienen antojos intensos de cosas dulces después de una discusión molesta, o se sienten obligados a levantarse y salir de la habitación si la situación se siente completamente desesperada y abrumadora. Mira de cerca esos comportamientos que te sientes incapaz de resistir cuando estás emocionalmente abrumado, y probablemente aprendas algo sobre tus patrones de escape.

El truco consiste entonces en comprometerse deliberada y conscientemente a hacer lo contrario de ese comportamiento, lo que invariablemente significa buscar la calma, no escapar y permanecer en la situación y la emoción. En cierto modo, estás facilitando tu propia exposición.

. . .

Los desencadenantes de la terapia y las señales de advertencia son invitaciones para tomar conciencia en el momento y tomar la decisión (¡ciertamente difícil!) de tomar un camino diferente. Afortunadamente, esto se vuelve más y más fácil cuanto más lo practicas. Por ejemplo, puedes elegir decirte a ti mismo en voz baja: "Me quedaré con mis sentimientos en este momento en lugar de tratar de evitarlos".

Puedes repetir esta oración en silencio una y otra vez en tu mente, decirla en voz en un diario, o incluso compartir tu opinión con alguien cercano.

El punto es sacar a la luz tus acciones y convertir un viejo hábito automático en una acción consciente en la que puedas elegir.

Saber cuáles son tus desencadenantes y señales de advertencia con anticipación puede ayudar enormemente con esto. Si sabes que eres propenso a tener pensamientos como "Esto es insoportable" y a autolesionarte para distraerte, puedes optar por recitar un pequeño mantra: "Puedo soportar esto. Estoy eligiendo quedarme con mis sentimientos y no escapar de ellos".

. . .

Paso 4: Acepta tu angustia e incomodidad

Una vez que hayas identificado tus desencadenantes y señales de advertencia, y una vez que te hayas comprometido a estar presente con cualquier respuesta emocional que surja en ti, lo único que queda por hacer es seguir adelante.

Por supuesto, ¡esto puede parecer más fácil decirlo que hacerlo!

Esta parte del proceso puede parecer contraria a la intuición y, por su propia naturaleza, puede ser emocionalmente abrumadora. Pero de nuevo, la práctica frecuente junto con la voluntad de quedarte con lo que emerge eventualmente te ayudará a desarrollar una tolerancia para las emociones desagradables.

Primero, para aceptar una emoción, necesitas ser capaz de reconocer correctamente lo que está ocurriendo. Tómate un tiempo para quedarte quieto con esa sensación, sea la que sea. Trata de no apresurarte a negarlo o evitarlo, y recuerda que tampoco hay necesidad de abrazarlo o fingir que no existe. Simplemente date a ti mismo y a la emoción espacio para expandirse y observar. ¿Qué puedes sentir en tu cuerpo? ¿Qué tipo de pensamientos hay en tu mente?

¿Cómo te hacen sentir esos pensamientos? ¿Por qué te está pasando esto?

Este ejercicio se puede hacer durante una meditación más formal, o simplemente puedes elegir hacer una pausa y tomarte un momento de tu vida diaria para recuperarte y tomar conciencia de tus emociones.

A continuación, intenta distanciarte un poco de la emoción mediante el uso de imágenes.

Es tan fácil dejarte "tragar" por una emoción, sentir que somos nosotros y que estamos completamente identificados con ella. Pero las emociones son temporales y pasajeras. ¿Puedes encontrar una manera de dejar que la emoción sea lo que es sin dejarte llevar por ella?

Por ejemplo, nuestra mujer del ejemplo puede imaginar que todo el parloteo, el caos y la emoción negativa de las vacaciones familiares es como una nube oscura de palabras enredadas que puede envolver en un hermoso globo rosa, donde, una vez dentro, se queda en silencio y en paz. Entonces puede permanecer fuera de estas emociones y sujetarlas con una cuerda, aparte de sí misma. Otra persona podría imaginar que su tristeza y depresión abrumadora es realmente una persona pequeña y cansada que solo quiere sentarse a la mesa por un rato. Si nos sentamos frente a esta persona y le permitimos hablar sin molestarnos por su existencia, podemos comenzar a ganar cierta distancia y desapego. Este es el comienzo del dominio emocional.

A medida que te involucras con tus emociones, sean cuales sean y en cualquier imagen que les hayas dado, presta mucha atención a tu respiración. Estar enfocado en la simple inhalación y exhalación de tu respiración puede conectarte con el momento y recordarte que debes permanecer anclado en el presente. Espera a que pase tu pico emocional y mira qué hay del otro lado.

Parte de la práctica de aprender a tolerar la angustia emocional es comprender que es una práctica (es decir, no es algo que dominas de una vez y nunca tienes que volver a mirar). Si eres consciente y aceptas el hecho de que experimentarás reacciones emocionales, puedes mantener la calma cuando ocurran y apreciarlas por lo que son: una oportunidad para volver a intentar alejarte de la conducta de evitación y escape y reafirmar tu compromiso contigo mismo.

. . .

La fuerza emocional y la capacidad de soportar con calma incluso las emociones más desagradables es como un músculo: cuanto más lo ejercitas, más fuerte se vuelve. Así que agradece cada oportunidad que tengas para ejercerla. Si sientes que surgen emociones fuertes de nuevo, obsérvate de cerca. ¿Estás frustrado contigo mismo por no "hacerlo bien"? ¿Estás impaciente con el proceso y sientes que deberías haber tenido éxito antes? ¡Estupendo! Toma estos sentimientos y vuelve a alimentarlos en tu práctica. Recuérdate tu compromiso de hacer lo contrario de tus conductas de escape. Recuérdate que puedes y permanecerás con los sentimientos, y que todos los sentimientos, sin importar lo desagradables que sean, pasarán. Siéntate con ellos y observa que después de un período inicial de gran estrés y ansiedad, no son experiencias abrumadoras, simplemente incómodas.

Paso 5: Hacer amigos con angustia

Todos somos individuos y nadie va a experimentar la angustia de la misma manera. La única forma de comprender verdaderamente tus propios patrones y comportamientos emocionales es entrar allí directamente y tomar conciencia de ellos.

Estos cinco pasos se pueden considerar como una secuencia cerrada que mejora y se refina cada vez que pasas por un ciclo. Cada vez que puedas calmarte con éxito sin conductas de evitación o escape, toma nota y recuerda cómo lo hizo.

La próxima vez que te encuentres en una posición similar, puedes sacar estas actividades, pensamientos o ideas de tu inventario emocional y utilizarlas inconsciente en el reino de la acción deliberada y consciente que realmente te sirve.

Este paso final se trata de hacer un balance de lo que funciona. Esto puede ser hacer una lista activa de los comportamientos que deseas practicar o simplemente tomarte un momento para reconocer en silencio el progreso cuando sucede. Toma nota de palabras de aliento, mantras o imágenes que te ayuden a entrar en el estado mental que estás tratando de lograr. Anótalos en algún lugar al que pueda acceder fácilmente, o tal vez intentes llevar un objeto pequeño que te aliente a permanecer atento.

De hecho, una vez que comiences a sentirte más en control, puedes comenzar a buscar activamente la exposición a la angustia para ganar práctica y fortalecer tu resiliencia.

. . .

Aunque esto puede parecer aterrador, en cierto modo, te da más control para diseñar situaciones que desde el principio te hacen sentir preparado y confiado.

Si deseas hacer esto, comienza con tus factores desencadenantes y piensa en una situación que pueda hacerte sentir ansioso. Por supuesto, puede ser contraproducente arrojarte al extremo más profundo de la angustia; en su lugar, piensa en un objetivo final que te gustaría lograr y luego establece algunos pasos graduales y metas más pequeñas que puedas lograr para alcanzarlo. Esta "escalera de exposición" es una serie de pasos manejables que aumentan en incrementos. Cada paso puede implicar pasar más y más tiempo en la situación angustiosa, o puede implicar aumentar la intensidad de una sensación o una interacción con una persona desencadenante.

Por ejemplo, un hombre puede tener problemas para ver ciertos programas de noticias o películas muy cargadas como desencadenante y recurrir a comer en exceso como un comportamiento de escape. Se compromete a decirse a sí mismo que, de hecho, puede tolerar los sentimientos de ansiedad y desesperanza que esto provoca.

Él mismo se marca la meta de poder ver un programa de noticias completo sin comer en exceso para calmarse.

. . .

Comienza con pasos más pequeños. Primero, mira cinco minutos. Luego ve dos segmentos de cinco minutos con un descanso. Luego mira diez minutos ininterrumpidos. Y así sucesivamente. Su objetivo no es disfrutar de las noticias, sino fortalecer su capacidad para tolerar sentimientos incómodos sin sucumbir a la evasión.

Ya sea que elijas practicar una escalera de exposición emocional o simplemente quieras hacer tu plan de acción cuando la angustia asoma la cabeza naturalmente, si puedes permanecer con la emoción en el presente, respirar, reorientar tu comportamiento y recompensar los éxitos, esencialmente entrenas hacia un mayor control emocional y estabilidad.

Una advertencia aquí: esta es una técnica un poco más avanzada que las de los capítulos anteriores, por lo que es una buena idea comenzar con ellas y avanzar. Lo importante es que tu te des cuenta de que siempre eres el que tiene el control. ¡Quieres desafiarte suavemente a ti mismo para salir de tu zona de confort e impulsar la creencia de que no puedes soportar la incertidumbre, pero tampoco quieres abrumarte o aterrorizarte por completo! Toma pasos de bebé, evalúa, ajusta y vuelve a intentarlo.

. . .

El malestar, la incertidumbre y la angustia no son tus enemigos, son tus maestros si estás dispuesto a verlos así.

Desapego y estoicismo

Cuando hablamos de los méritos de la "dureza emocional", el término puede malinterpretarse como "frialdad y distanciamiento" o, peor aún, "dureza y agresión". Ciertamente hay casos en los que los esfuerzos por mantener la dureza han resultado en acciones o declaraciones que son distantes o abusivas.

Pero el tipo de resiliencia que nos preocupa no es algo que dirigimos hacia los demás, se trata de cómo nos manejamos a nosotros mismos, cómo nos enfrentamos a los desafíos o la adversidad, y cómo persistimos. No daña nuestras relaciones interpersonales; de hecho, es algo que realmente mejora la forma en que nos conectamos y cuidamos de nosotros mismos y de los demás.

En este capítulo, analizaremos dos formas similares de desarrollar y refinar la resiliencia emocional. Ambos tienen raíces que se remontan a miles de años, por lo que el hecho de que todavía estemos hablando de ellos habla de su influencia duradera. Uno fue popularizado por un famoso filósofo y emperador de la antigua Roma, mientras que el otro fue desarrollado por el único Buda.

Ambos tratan de cómo percibimos la sustancia emocional de nuestras realidades y cómo regular nuestros sentimientos y temperamento es esencial para experimentar una vida feliz. Además, ambos trabajan desde la perspectiva del "vasto universo" y nuestro diminuto e insignificante lugar en ese universo.

Los principios del desapego se encuentran en los primeros volúmenes conocidos del pensamiento budista, el Canon Pali. Se expresa como nekkhamma, que se traduce aproximadamente como "renuncia". A menudo nos referimos a este rasgo como "desapego", pero tal vez se exprese con mayor precisión como "desapego".

El desapego no es lo mismo que la privación. Considera la comida, por ejemplo: tenemos que comer para preservarnos, y no hay nada de malo en disfrutarla. A lo que se dirige el desapego es al deseo y el anhelo. Es lógico suponer que cuando dejamos de depender de ciertas condiciones de vida, nuestras probabilidades de tener una existencia más feliz mejoran. Es posible que aún lo necesitemos, pero no nos sintamos emocionalmente vacíos sin él.

Dependencia de cosas externas

. . .

Sujetamos nuestra felicidad interna a personas, objetos y circunstancias externas debido a los sentimientos que nos traen. Estamos condicionados a ser así. Obtener bienes materiales y satisfacción emocional alimenta un sentido interno de plenitud. Una vez que obtenemos esas cosas o satisfacemos esos deseos, tendemos a aferrarnos a ellas para salvar nuestra vida. Tenemos miedo de perderlos y nos estresamos por ese miedo. Nos sentimos destrozados si perdemos algo o nos apenamos cuando cambia una situación.

Terminar una relación, ser despedido y perder una casa o un automóvil son eventos traumáticos importantes.

Nuestro apego a estos sentimientos nos define. Sentimos euforia por los resultados positivos y devastación por los negativos. Curiosamente, dependemos de ambos sentimientos, feliz y triste, para nuestra propia comodidad. Revolcarte en remordimientos y decepciones puede ser una fuente de seguridad. El acto de sufrir puede ser tan acogedor y familiar como un sillón. Al tratar de aferrarnos a hábitos emocionales, restringimos nuestra capacidad de experimentar alegría en el presente.

. . .

Cuando dejamos de tratar de ejercer control sobre el mundo que nos rodea, en realidad nos liberamos. Le damos al mundo la libertad de satisfacernos y le quitamos el poder de destruirnos. Dejar ir es dejar entrar la felicidad.

Esto no es una solución rápida o una decisión de una sola vez. Es un compromiso que debe renovarse deliberadamente día con día, momento a momento. Eso en sí mismo es lo opuesto a la gratificación instantánea, que siempre es temporal. Es algo que debe cultivarse, no sólo concederse. Es un cambio en la forma en que experimentas e interactúas con las cosas y los sentimientos que deseas.

Los problemas con el apego

Afirmar que nuestra infelicidad o depresión es causada por el apego todavía puede parecer contradictorio. ¿No es algo bueno obtener lo que queremos? ¿No nos impulsa a trabajar más duro para lograr un nivel de comodidad física? ¿No refuerza nuestros valores?

El apego juega un papel en los conflictos sobre asuntos cotidianos y eventos ocasionales. Por ejemplo, las discusiones con los demás surgen de nuestro estricto apego a nuestras opiniones. Cuando algo no sale como queremos, nos enojamos por nuestro apego a los resultados que queremos.

Cuando perdemos algo que apreciamos, nos sentimos tristes porque ya no estamos apegados a esos objetos. Nuestra agonía por perder a un ser querido proviene de su apego a nuestras vidas.

Esto no es una crítica a las emociones que sentimos hacia las personas o las cosas. El amor, el disfrute, la inteligencia y la comodidad no son trastornos ni son condiciones adversas.

Más bien, estamos discutiendo la confianza en sí misma, el hecho de que nuestra tranquilidad mental depende de satisfacer esas necesidades y nuestra fijación en hacer.

Apego a las personas

Puede que nos moleste la sugerencia de que nuestro apego a las personas es un problema, pero es igual de problemático. De hecho, podría ser más peligroso porque los humanos son más impredecibles y susceptibles al cambio. Nos impulsa la naturaleza, y la naturaleza cambia todo el tiempo.

El apego a los demás es una condición criada, no algo que ocurre de la noche a la mañana. Desarrollamos sentimientos al pasar tiempo con alguien. Con la pareja, ganamos afecto, con compañeros de trabajo, construimos cooperación, con amigos y familiares, ganamos disfrute y sentimiento.

Pero en todas esas situaciones, en realidad no nos apegamos a las personas a las que nos apegamos a la experiencia.

Nuestra conexión es con las emociones que sentimos cuando estamos con ellos, buenas o malas. Nuestra mente identifica las sensaciones agradables, así que las deseamos más a menudo. Pero a medida que esos apegos crecen y se profundizan, empezamos a sentir incomodidad y miedo a perder esos placeres. Creemos que nuestra felicidad reside en su presencia, y eso nos lleva a pensar que necesitamos un factor externo para estar contentos. Al hacerlo, perdemos nuestro propio poder para hacernos felices.

Conexión versus enredo

. . .

El apego nos pone en un estado de necesidad. Todo lo que hacemos y pensamos se centra en aquello a lo que estamos apegados. Nuestra perspectiva se vuelve borrosa y nuestras conexiones con los demás se vuelven enredos.

Cuando experimentamos la conexión, compartimos lazos y puntos en común, pero mantenemos nuestra individualidad.

Nuestro apego excesivo a los sentimientos que experimentamos puede distorsionar esa conexión y convertirla en codependencia. Empezamos a pensar en términos de demandas o necesidades. Ahí es cuando dejamos de sentirnos conectados y comenzamos a sentirnos enredados.

Esto es cuando percibimos las fuerzas externas como cosas que necesitamos para ser felices. Pero nada fuera de nosotros puede traer verdaderamente felicidad o seguridad. Los únicos que controlan nuestra propia felicidad somos nosotros mismos, nuestra dependencia de los demás puede oscurecer ese hecho, pero no lo cambia.

. . .

A medida que crecen nuestros apegos, nuestras expectativas se vuelven más fijas en nuestras mentes. Nuestro miedo a perder lo que deseamos se agudiza. Nos preocupamos de que la persona o cosa a la que estamos apegados no satisfaga nuestras necesidades, si no se pierde por completo. La experiencia puede ser dolorosa.

Cuando esa preocupación se manifiesta, nuestra mente nos pone en "modo de supervivencia". Nos volvemos enfocados, obsesionados y tal vez incluso adictos a los objetos de nuestro apego. Nos volvemos pegajosos, controladores, dominantes e inseguros. Tales emociones conducen a una casi disfunción y alteran nuestro equilibrio, y actuamos irracionalmente.

El dolor y el sufrimiento es una elección

Elegimos experimentar la miseria y el dolor. Lo creas o no, son buenas noticias. Podemos evitar el enredo viviendo sin apego.

Eso no significa que nos retiremos o nos aislemos de los demás y nunca volver a conectar con nadie. No significa que sacrifiquemos nuestros sueños o aspiraciones. No significa que devaluemos el amor, el apoyo, la asociación o la compasión.

. . .

Lo que sí significa es que liberamos nuestra necesidad de la relación o cosa a la que nos hemos apegado. Aceptamos las cosas como son y reconocemos que las situaciones en nuestra existencia evolucionarán y cambiarán constantemente. La permanencia es ilusoria, todo es temporal.

Aceptar este punto de vista no es automático ni fácil.

Requiere dejar de lado los detalles que sentimos fuertemente pero que no podemos controlar. Es difícil porque nuestros egos están constantemente alimentados por el impulso de mantener ese control. Liberar esa necesidad y poner nuestra confianza en el universo es una tarea difícil. Pero la realidad es que realmente no tenemos elección en lo que sucede en nuestras vidas. Podemos combatirlo o aceptarlo. Cuando nos desapegamos, aceptamos cualquier cosa que venga y tomamos la decisión de encontrar la felicidad en cualquier situación.

Rompiendo el apego

El desapego puede ser aterrador, pero es mucho más fácil de lo que parece. No solo nos desconectamos de las personas o las cosas, simplemente cambiamos la forma en que nos relacionamos con ellas. Nadie se siente contento de ser dependiente. Incluso si afirmamos ser felices, surgirán circunstancias o eventos que expondrán esa felicidad como un fraude. La dependencia solo se siente bien cuando todo va a nuestro favor. Cuando las condiciones cambian, o cuando la gente se va, esa dependencia se convierte en una fuente de ansiedad.

El desapego nos alivia de nuestras expectativas. Nuestra felicidad no se basa en la necesidad, se vuelve auténtica. No dependemos de cosas externas para ser felices porque estamos completos tal como somos. Podemos alcanzar la felicidad por nosotros mismos. La felicidad de factores externos se convierte en un agregado a nuestro estado mental positivo, no en la única fuente de este. Los siguientes pasos pueden ayudarte a desarrollar un desapego saludable que informará y reforzará tu vida y tus relaciones.

Conciencia. Fíjate en los apegos que tienes en tu vida tu pareja, tu entorno, tus círculos sociales, o tu trabajo. ¿Dónde has dejado el poder? ¿Esperas algo de esas relaciones o cosas? ¿Alguna parte de tu conexión está controlada por tu miedo, ansiedad o inseguridad? Averigua de qué situaciones podrías necesitar desconectarte.

. . .

Examen. Ahora que has identificado estos archivos adjuntos, inspecciónalos más de cerca. ¿Qué alimenta tu apego?

¿El miedo o la inseguridad juegan un papel? ¿Qué tan válidos son tus miedos? Si sientes que son irracionales, entonces ¿qué es lo que realmente te preocupa? Tómate mucho tiempo con este paso.

Aceptación. Acepta cada momento exactamente por lo que es. No compares ni trates de convertirlo en el día de ayer, eso ya pasó. No intentes convertir el momento en algo que dure para siempre, porque no lo harás. Absorbe el momento por completo y disfrútalo porque pasará.

Ahora es suficiente. Mañana nunca será igual que hoy. Las relaciones terminarán, otras comenzarán. Tu entorno cambiará. Podrás lidiar con esos cambios cuando lleguen.

Pero ahora mismo, en el momento presente, aprecia y disfruta lo que tienes. No importa lo que depare el futuro, lo que tienes ahora siempre será suficiente.

Practica dejar que las cosas sean. Haz las paces con el momento. No te preocupes si algo anda mal contigo o con tu vida. Opera desde un punto de vista de aceptación.

Esto no significa que no puedas trabajar para crear un mañana mejor o mejorarte a ti mismo. Simplemente significa aceptar dónde te encuentras ahora como la base de tus logros.

Suelta la necesidad de saber. La vida siempre será incierta. Obsesionarte con el mañana es contraproducente, siempre habrá otro mañana después. Puedes hacer proyecciones y predicciones sobre el futuro, y puede que tengas razón. Pero no puedes afectarlos hasta que sucedan. La mejor manera de estar preparado es trabajar en lo que tienes delante en este momento.

Si se pueden resumir brevemente los pensamientos budistas convencionales sobre el desapego, se trata de reconocer que todo lo bueno y lo malo en este mundo se desvanece tan rápido como llega. No tenemos elección ni control en ningún sentido. Por lo tanto, no podemos esperar que suceda lo que queremos, por muy razonable que sea. En el momento en que formamos una expectativa, formamos un apego a un resultado, y eso te hace vulnerable al sufrimiento (y la emotividad). Puedes luchar y aun así recibir un resultado negativo, o puedes aceptarlo tal como viene.

El valor de la neutralidad

El desapego budista puede ser difícil de envolver tu mente , pero la idea esencial es muy similar a la del estoicismo. El estoicismo es una forma de ver la vida y viendo tu lugar en el mundo, y originalmente fue puesto en palabras por un filósofo ateniense de alrededor del siglo tres antes de Cristo.

La filosofía estoica sostiene que las emociones desenfrenadas son algunos de los mayores enemigos de tu felicidad y realización. La racionalidad, la perspectiva y la practicidad son lo que impulsa el estoicismo.

Según el estoicismo, tienes el máximo libre albedrío en cualquier circunstancia, independientemente de lo que te digan tus emociones. Está tu realidad emocional y la realidad objetiva, y puedes elegir cuál quieres acatar. Tienes más control de lo que sucede en tu vida de lo que crees. En realidad, puedes elegir las emociones que sientes.

Hay muchas formas de caracterizar el estoicismo, pero me parece mejor dividirlo en dos principios principales.

. . .

El primer principio importante del estoicismo que buscará promover la resiliencia emocional es que todo lo que sucede en el mundo es neutral, todos los eventos y sus consecuencias.

Cada evento tiene un efecto diferente en todos, pero los eventos en sí mismos son neutrales, sin intención y juega sin favoritos. No existe el mal ni el bien, todo es subjetivo. Se crea contigo, junto con todas las emociones y juicios.

Esto significa que es tu reacción y percepción lo que causa tu infelicidad. Si percibes que los eventos son negativos, serán negativos. Si los percibes como positivos, encontrarás lo positivo en ellos.

Si estás sentado en un café y un automóvil choca contra tu automóvil estacionado en la calle, tienes la opción de cómo vas a responder. Es un evento neutral, y puedes adjuntarle cualquier conjunto de emociones que desees.

Puedes reaccionar como lo hace la mayoría de la gente y asustarte o hacerte la víctima, o puedes sacar tranquilamente tu teléfono y resolver el problema investigando autos nuevos con sistemas de sonido mejorados. Los hechos operativos son los mismos, pero se producirán dos resultados muy diferentes. ¿Qué reacción crees que conducirá a una resolución más ordenada de lo que acaba de suceder?

No importa cómo reacciones, los hechos seguirán siendo los mismos: tu automóvil necesitará reparaciones o deberá ser reemplazado.

Tu estabilidad emocional depende de tu reacción y percepción de los eventos neutrales, y cada evento es neutral. Es tu respuesta y opinión sobre el evento lo que te causa una angustia emocional tremenda o te lleva a una resolución rápida con un estrés mínimo. Tomar posesión de tu papel en tu nivel de felicidad y estabilidad es la razón por la cual el mismo evento puede afectar a las personas de maneras drásticamente diferentes.

Lo que hace que las cosas sean negativas, desagradables y estresantes es nuestro juicio sobre esos eventos que de otro modo serían neutrales. No tenemos control sobre la mayoría de las situaciones en las que nos encontramos, a pesar de nuestros mejores esfuerzos. No puedes controlar a otras personas o el clima si sientes que lo haces, estás peleando una batalla perdida porque te estás preparando para una continua decepción. Pero tenemos control sobre el cien por ciento de nuestras reacciones y respuestas a esas situaciones.

Este es un proceso que puede hacer o deshacer tu estado de ánimo y percepción de la vida.

Las personas reaccionan de manera predecible cuando suceden cosas que perciben como negativas. O culpan a alguien más o se golpean emocionalmente a sí mismos.

Debido a esa falta de control sobre los acontecimientos, muchos se sienten frustrados por sus sentimientos de impotencia. Concéntrate en cambio en cómo respondes a lo que está ocurriendo en este momento en tu vida.

Las fuerzas externas no están dispuestas a hacerte sentir miserable. Incluso si lo son, estás tomando la decisión de sentir esa emoción. Mira dentro. El mundo nos entrega una pizarra en blanco cada mañana, tu eres el único escritor y editor de lo que está escrito en esa pizarra. Algunas personas inevitablemente verán el revestimiento plateado de una nube de tormenta, mientras que otras se verán abrumadas por el más mínimo indicio de oscuridad. ¿Cuál serás?

. . .

El segundo principio del estoicismo es siempre moderar tus expectativas y esperar dificultades y desafíos. No se trata necesariamente de ser pesimista, se trata más bien de ser realista y prepararte para las dificultades que encontrarás.

Es asombroso lo que las expectativas ajustadas pueden hacer por su perspectiva: ¿cómo te sentirías si ganaras la lotería y esperaras y olvidaras que incluso habías comprado un boleto?

Muchos de nosotros nos estamos despertando con la antigua expectativa de que la vida nos traerá o debería entregarnos algo. Es un lugar peligroso para estar.

Cuando puedas alejarte de este pensamiento y preguntarte: "¿Qué es lo peor que puede pasar?" estarás preparado y sin sorpresas. Imagínate sufriendo, piensa en tu muerte e incluso practica un grado de abstinencia o privación en tu vida. ¿Cómo te sentirás después? Como habrás adivinado, el estoicismo es una herramienta particularmente útil para luchar contra los obstáculos que enfrentamos en nuestras vidas. Yendo un paso más allá, puedes, como dicen los estoicos, dar la vuelta al obstáculo. Entrénate para evitar juzgar los eventos como puramente buenos o malos. De hecho, date cuenta de que incluso puedes poner todos los obstáculos boca abajo, vistos desde otra perspectiva, para que se adapten a tus propósitos. Esto significa que cualquier cosa que parezca presentar un obstáculo en realidad debe verse como una oportunidad para algo positivo y orientado al crecimiento. Recuerda, es tu interpretación de eventos completamente neutrales.

Así que mira lo que sucede de manera objetiva y desapasionada: podría estar lloviendo. Y luego elige tu mejor reacción. El mundo no se acabará, y las actividades que tenías planeadas al aire libre las podrás hacer otro día. ¿Cómo podría la lluvia obligarte a ser creativo o explorar otro potencial sin explotar? ¿Cuáles son las perspectivas alternativas que puedes adoptar, en lugar de una de tristeza o frustración? Estas perspectivas alternativas siempre existen, y debes entrenar tu habilidad para verlas.

La verdad es que siempre tienes la capacidad de responder de una manera que equivale a aguantar los golpes. ¿Cómo podría este obstáculo convertirse en una oportunidad, aunque solo sea una oportunidad para practicar tu sentido de resiliencia y paciencia?

El efecto más práctico es permitir que la víctima (por así decirlo) se vuelva inmune a las espirales emocionales negativas. En cambio, se obligan a participar en patrones de pensamiento alternativos para ganar perspectiva y avanzar racionalmente. Por ejemplo, imagina que eres enfermera y tienes un paciente que está muy irritable. La razón por la que te acercaste a esta persona es porque querías ayudarla.

Pero esta persona está siendo terca, no quiere cooperar o incluso trata de intimidarte. En resumen, esta persona está siendo mala y desagradable.

De acuerdo con los estoicos, en lugar de sentirte molesto o sentir que esta persona te está dificultando la vida, trata de pensar en esta persona como si realmente estuviera ayudándote ¿Como puede ser? Bueno, el comportamiento de esta persona te está dando una tremenda oportunidad de ejercitar nuevas virtudes que deberías tener más en tu vida, como ser comprensivo, paciente y compasivo.

Otro ejemplo extraído de las enseñanzas estoicas es la muerte de un ser querido. Si amas a alguien, es fácil caer en la desesperación cuando fallece. Pero podrías usar esta pérdida como una oportunidad para mostrar fortaleza. En lugar de sentir dolor y pérdida, puedes considerar esta situación comúnmente negativa como una oportunidad para practicar la fuerza interior, la calma, el control, la ecuanimidad y la sensatez.

. . .

Nuestra vida está llena de momentos de enseñanza, como las parábolas de antaño o las fábulas. Independientemente de lo negativo que pueda parecer un evento en particular, siempre puedes intentar reinterpretarlo como una oportunidad positiva o mirar el otro lado de la situación. Cuanto más le des la vuelta al obstáculo, más te darás cuenta de que realmente no existe el bien y el mal. Todo depende de cómo elijas percibir algo.

Durante siglos, el estoicismo ha sido un antídoto virtual para los trastornos emocionales que pueden afectar a cualquiera de nosotros. Te dice que inequívocamente tienes el poder de crear tu propia realidad. Mientras tanto, los principios budistas también dejan claro que tu entorno no necesita cambiar para que ocurra el cambio. Tu estado mental es más libre de lo que piensas y, a veces, un cambio mental es todo lo que se necesita para que surja la resiliencia.

Se agradecido y saborea la vida

¿Recuerdas la fascinación programada de tu cerebro con las malas noticias? Puede parecer que la gratitud y la aceptación no tienen mucho que ver con combatir la ansiedad, pero la mentalidad que acompaña a la gratitud puede considerarse un antídoto directo contra este sesgo de negatividad, porque nos obliga a detenernos y apreciar las cosas buenas que generalmente ignoramos a favor de centrarnos en lo malo.

. . .

Asociamos la emoción de la gratitud con el agradecimiento por todo lo que llega a nuestras vidas, sea positivo o no.

Aunque es bien conocido el adagio de estar agradecidos por lo que tenemos, no siempre es una práctica que comprendamos, aunque siempre hay algo por lo que estar agradecidos.

Aún así, los estudios han demostrado que el simple hecho de ser consciente o cuestionar tu gratitud, incluso si no piensas en nada, puede crear algunos cambios químicos poderosos.

Por ejemplo, deja de leer por un minuto y considera cinco cosas por las que estás agradecido. No necesitan ser grandes logros, pueden ser partes simples de la vida cotidiana.

"Tengo aire limpio para respirar", "Tengo familiares y amigos que me quieren", "Tengo un lugar para dormir".
    "Vivo en tiempos interesantes".

. . .

Ahora compara esto con la vida cotidiana de alguien en la pobreza que está luchando para llegar al fin de semana y está al borde de morir de hambre. Considere la historia de una bailarina de ballet a la que le tuvieron que amputar sus pies (o algo similar morbido y desafortunado).

Es posible que no hayas notado ningún cambio inmediato, pero probablemente acaba de entrar en tu mente un sentimiento de aceptación y perspectiva. Puede que no tengas todo lo que quieres (ninguno de nosotros lo tiene), pero tu vida sigue siendo bastante buena. Sí, ¡incluso teniendo en cuenta todas esas otras cosas que te preocupan!

Y se ha demostrado científicamente que la gratitud es más o menos un antidepresivo natural. Pensar o preguntar por qué estás agradecido activa ciertos circuitos neuronales que producen dopamina y serotonina, los neurotransmisores que regulan nuestros centros de placer y niveles de humor.

Luego viajan por las vías neuronales hasta el centro de "bienaventuranza" del cerebro, como un antidepresivo recetado.

. . .

Cuanto más los estimules, más fuertes y automáticos se vuelven, y más tu resiliencia y calma se convierten en una forma natural de vivir.

La ley de Hebb establece: "Las neuronas que disparan juntas se conectan juntas". Vemos este proverbio en el trabajo y en la vida cotidiana. Cuando caminas por un bosque por primera vez, estás forjando un nuevo camino que puede presentar desafíos. Pero cuanto más se recorre el camino, más definido y más fácil de seguir se vuelve.

Así funciona con el cerebro humano. Cuanto más se activa una vía neuronal, menos esfuerzo se necesita para animarla la próxima vez. Dado que la práctica de la gratitud mental engrasa las neuronas, las meditaciones diarias simples y breves sobre tu apreciación pueden aliviar tu tensión a nivel biológico.

La dopamina en particular es extraordinariamente útil para mejorar la actitud. Se llama el neurotransmisor de "recompensa" porque se siente bien obtenerlo. Pero también ayuda a iniciar la acción, y aumentarlo hace que sea más probable que hagas lo que sea que te haga más feliz. Es como si el cerebro dijera: "¿Eso que acabas de hacer? ¡Sí, hazlo de nuevo!"

. . .

La desventaja es que los patrones de pensamiento negativos también activan tus vías neuronales cuando vemos constantemente los aspectos negativos de una situación y buscamos los problemas, los caminos neurales para el pensamiento negativo se fortalecen. Aplicar proactivamente la gratitud puede entrenar nuestro cerebro para buscar elementos constructivos en nuestras vidas mientras disminuye los destructivos. Regamos las flores en lugar de regar las malas hierbas.

Unos investigadores realizaron un estudio en 2003 llamado "Contar bendiciones contra cargas: una investigación experimental de la gratitud y el bienestar subjetivo en la vida diaria". Reunieron a un grupo de adultos jóvenes y les dijeron que escribieran diarios. A un grupo se le pidió que escribiera anotaciones diarias de las cosas por las que estaban agradecidos, y al otro se le dijo que escribiera sobre sus molestias o por qué estaban mejor que otras personas.

Las instrucciones de los investigadores a los periodistas de gratitud los alentaron a anotar cualquier faceta de sus vidas por la que estuvieran agradecidos, independientemente de la importancia: "Hay muchas cosas en nuestras vidas, tanto grandes como pequeñas, por las que podríamos estar agradecidos. Piense de la semana pasada y escribe en las líneas de abajo hasta cinco cosas en tu vida por las que estás agradecido o agradecida".

. . .

Para los periodistas a quienes se les asignó la tarea de escribir sus molestias, los investigadores dijeron: "Las molestias son irritantes, cosas que te molestan o incomodan.

Ocurren en varios dominios de la vida, incluidas las relaciones, el trabajo, la escuela, la vivienda, las finanzas, la salud, la y así sucesivamente. Piensa en el día de hoy y, en las líneas de abajo, haz una lista de hasta cinco cosas que ocurrieron en tu vida". Los resultados fueron previsiblemente persuasivos. Los periodistas de gratitud mostraron mayores aumentos en determinación, atención, entusiasmo y energía. Sus hallazgos mostraron gratitud por ser un poderoso acelerador social y espiritual.

La experiencia de la gratitud, y las acciones que ella estimula, construyen y fortalecen lazos sociales y de amistad.

Además, animar a las personas a centrarse en los beneficios que han recibido de los demás les lleva a sentirse amadas y cuidadas por los demás. Por lo tanto, la gratitud parece construir amistades y otros lazos sociales. Estos son recursos sociales porque, en tiempos de necesidad, estos lazos sociales son manantiales que deben aprovecharse para la provisión de apoyo social. La gratitud, por lo tanto, es una forma de amor, una consecuencia de un apego ya formado, así como una condición precipitante para la formación de nuevos lazos afectivos. La gratitud también es probable que construya y fortalezca un sentido de espiritualidad, dada la fuerte asociación histórica entre gratitud y religión. Finalmente, en la medida en que la gratitud, como otras emociones positivas, amplía el ámbito de la cognición y permite un pensamiento flexible y creativo, también facilita la copulación de lidiar con el estrés y la adversidad.

De manera igualmente reveladora, el estudio demostró que darse cuenta de que otras personas estaban peor no equivale a gratitud. Más bien, la gratitud es una apreciación de los aspectos positivos de tu propia situación.

Estos hallazgos podrían inspirarte a intentar llevar un diario.

Poner tus pensamientos por escrito casi siempre es una buena práctica.

Comienza replicando el ejercicio al comienzo de este capítulo. Escribe cinco cosas por las que estás agradecido. Haz un esfuerzo consciente para reflexionar sobre las cosas que te traen alegría, júbilo o paz mental. Como hemos dicho, siempre hay algo por lo que estar agradecido en una situación dada.

Podría brindarte una perspectiva adicional si escribes cinco cosas que tienes y que la mayoría de la gente no tiene. A veces, solo a través del contraste podemos realmente tener en cuenta la gratitud.

Comprométete a esta práctica todos los días durante los próximos diez días. Mantén un diario junto a tu cama y tómate un minuto antes de dormir para recordar los eventos del día que te hicieron sonreír.

O comienza una lista en tu teléfono para anotar eventos agradables a medida que ocurren (también es una buena manera de levantarte rápidamente cuando no estás teniendo un gran día). También puedes encontrar un "socio responsable" para mantener una lista como la tuya. Cada semana, pueden agendarse durante cinco minutos y leerse sus listas.

Esta práctica puede convertir la gratitud en tu propio entrenamiento de fuerza de gimnasia mental para tus vías neuronales. Cuanto más practiques el acto de la gratitud, más sano se volverá ese músculo. Al igual que en los gimnasios físicos, cuanto más te presentas y trabajas el ángulo de la gratitud, más fáciles se vuelven los entrenamientos. Y menos poder tiene tu sesgo de negatividad y ansiedad sobre ti.

Si escribir te parece demasiado, puedes comenzar a practicar la gratitud con un ejercicio diario extremadamente sencillo: cada vez que tus pies toquen el suelo después de levantarte de la cama, simplemente di gracias. A la naturaleza le gusta que la aprecien y le presten atención de la misma manera que a los humanos. Reconocer la naturaleza ayuda a que nuestras propias vidas florezcan en respuesta.

Nos acostumbramos a cualquier situación que nos rodea sin mucho esfuerzo. Iniciar la gratitud en todos los ámbitos de nuestra propia vida puede ser una tarea más difícil o incluso poco práctica en ciertas situaciones.

¿Cuándo fue la última vez que giraste la llave en el encendido de tu auto y elogiaste los milagros de la combustión interna del motor? ¿Alguna vez has dado un paseo por un parque de la ciudad y has expresado tu agradecimiento por los soportes para el arco? ¿Tomas tiempo del trabajo para apreciar el arte y la conveniencia de tu perforadora o engrapadora?

. . .

Pero en verdad, todas esas son cosas perfectamente buenas por las que estar agradecidos, especialmente cuando no las tenemos. Los desastres naturales como los huracanes o los terremotos pueden dar a las personas afectadas una nueva apreciación por cosas como el agua corriente y la electricidad. Es cierto que nada debe darse por sentado, pero siendo realistas, ese sentimiento no necesariamente dura mucho. Unos días después de esos desastres, vuelves a maldecir al ascensor si tarda más de treinta segundos en llegar a tu piso.

El punto central es que la gratitud es fácil de ejecutar pero no siempre fácil de mantener. No hay nada de malo en expresar molestias por pequeños inconvenientes, pero no es aconsejable dejar que esas irritaciones informen el núcleo de nuestro ser. Dejar que se transformen en grandes monstruos que inducen ansiedad no solo se siente mal, sino que también nos impide dar el respeto y la gratitud que debemos a todas aquellas cosas que realmente nos están yendo bien.

Hemos visto cómo nuestro cerebro se transforma a partir de nuestros más pequeños impulsos. Si podemos hacer de la gratitud un impulso más constante y consistente, nuestro cerebro se encargará de que nuestra felicidad mejore.

. . .

También se han realizado estudios para comprender los beneficios de saborear el acto mental y emocional de apreciar una experiencia particular mientras se está participando en ella. Se puede decir que es gratitud en tiempo real.

Uno de esos estudios investigó a un grupo de participantes deprimidos a quienes se les pidió que se tomaran su tiempo y disfrutaran de una actividad que normalmente se apresuran a realizar. Todas las actividades formaban parte de sus funciones diarias: comer, ducharse, terminar una asignación de trabajo o caminar hasta una parada de metro o autobús.

Se les dijo a los sujetos que escribieran cómo se sentían después de extender estas rutinas y cómo esos sentimientos se comparaban con los que tenían cuando las atravesaban.

Otro estudio encuestó a miembros de una comunidad que eran comparativamente saludables en sus estados de ánimo.

A estos participantes se les dijo que saborearan dos experiencias placenteras cada día simplemente reflexionando sobre ellas durante dos o tres minutos y tratando de que el placer durará lo más largo e intenso posible.

Los resultados de ambos estudios fueron dramáticos: tomarse el tiempo para saborear ciertos eventos, incluso los que normalmente se asocian con la rutina y las tareas, aumentó la felicidad general de los participantes y disminuyó su depresión hasta cierto punto. El simple acto de disminuir la velocidad y ser intencional con sus acciones mejoró cómo se sentían acerca de, bueno, todo.

Se señaló que estos y otros hallazgos respaldan la teoría de que saborear las respuestas es un mecanismo importante mediante el cual las personas transmutan la materia prima de la vida diaria en un efecto positivo. En otras palabras, saborear en sí mismo es una actividad placentera. Saborear es una forma de agregar y reforzar otra capa de beneficio emocional a un acto de placer además del disfrute sensual y mental que brindan dichos actos.

Tomarte el tiempo para terminar y apreciar una comida o un postre es un ejemplo obvio de saboreo físico, pero no es el único. Centrarte, incluso meditar, en el carácter y la naturaleza de las cosas que hacemos y vemos también aumenta los beneficios.

. . .

Ver el drama humano desde un banco del parque, experimentar la brisa y el movimiento en un paseo en bicicleta, no dar y recibir en una conversación grupal con amigos, todas son actividades que pueden transformarse al estirarlas y apreciar cada parte. En realidad, saborear es el acto de salir de tu cerebro y tus ansiedades y poner tu atención en una sola cosa placentera.

Reflexionar y comunicar nuestra apreciación de estas experiencias es otra forma de saborearlas después del hecho. Si uno escribe sus pensamientos en un blog, habla de su experiencia con amigos, o simplemente medita y da las gracias en privado, agregan otro nivel más profundo a los episodios que componen sus vidas. El acto de saborear puede conducir a un estado mental más consciente en el que tenemos interacciones más claras y nítidas con el mundo y encontramos más para apreciarlo. Serás más consciente de ti mismo, y eso significa que serás más capaz de intervenir y detener la espiral de ansiedad incluso antes de que comience.

4

Meditación De Atención Plena Para El Pensamiento Excesivo Y El Estrés

Cuando hablamos del entrenamiento de la atención, la práctica deliberada de posponer las preocupaciones, la observación de las reacciones internas en lugar de identificarse y apegarse a ellas, y el compromiso de tomar conciencia de los bucles de ansiedad en los que quedamos atrapados, estamos en esencia hablando de atención plena.

Es una simplificación excesiva, pero la atención plena es, en muchos sentidos, lo opuesto al estrés y la ansiedad. Cuando estamos ansiosos, generalmente somos inconscientes, reactivos y nos comportamos automáticamente. Cuando somos conscientes, logramos instantáneamente esa distancia de la percepción que trae la conciencia, nos permitimos elegir nuestra respuesta (si la hay) y tal vez incluso tengamos la oportunidad de dejar atrás viejos patrones de una vez por todas.

Meditación para principiantes y veteranos

Ya sabemos que la atención plena no es lo mismo que la meditación, pero para la mayoría de los propósitos, es útil y conveniente pensar en la atención plena en términos de una práctica de meditación. Para definirlo de manera simple, la meditación es cualquier práctica mental que involucra tres características clave: conciencia, enfoque y relajación. Aunque podemos encontrar estas tres experiencias en una variedad de actividades diferentes, la meditación es la búsqueda deliberada de las tres.

Por lo general, se hace en silencio y solo en una posición sentada, con los ojos cerrados, podemos ampliar la meditación para incluir la perspectiva más popular, basada en la psicología, en la que nos familiarizamos más con nuestros procesos cognitivos y psicológicos internos. Esto significa que podemos usar la meditación para volvernos más conscientes y hábiles en cosas como concentrarnos u observar neutralmente sin apego.

Esta definición puede parecer simple, pero debido a su naturaleza intangible y personal, la meditación a menudo ha sido malinterpretada y abundan los mitos sobre lo que se considera meditación. Primero, no creas que necesitas usar cierta ropa, quemar incienso, sentarte en un cojín especial o tocar el canto de las ballenas de fondo.

¡El único requisito es que estés quieto y sin ser molestado, aunque eso no significa que no puedas meditar si hay perros ladrando en la distancia o vecinos ruidosos arriba!

No necesitas ser budista ni incluir elementos religiosos o espirituales en particular en tu práctica de meditación, a menos que así lo desees, por supuesto. Hay personas que hacen todo lo posible para que la meditación parezca un club muy exclusivo, o sugieren que necesitas décadas de práctica antes de que puedas ser considerado un principiante. Esto no es más que ego.

De hecho, muchos de los mitos asociados con la meditación se basan en el ego. En verdad, no hay necesidad de hacer grandes cambios en tu identidad solo porque practicas la meditación. No estás traicionando tu religión elegida o comprometiéndote con la vida de un monje asceta o un espiritista de la nueva era. Solo estás meditando, y cualquiera puede meditar. No necesitas un maestro o un gurú, o asistir todo un mes a un retiro que te cuesta miles (aunque, de nuevo, no hay nada que te impida hacer estas cosas si quieres).

. . .

Algunas personas miran la meditación y no ven nada más que evasión; les parece egoísta sentarse sin hacer "nada" mientras hay trabajo real por hacer.

Cuando hayas terminado de leer este libro, con suerte verás que la meditación es una de las formas más valiosas de pasar el tiempo y, en lugar de ser escapista y egoísta, en realidad fomenta la aceptación de la realidad y una profunda compasión por uno mismo y por los demás.

Aunque la meditación puede conducir a la relajación, no es lo mismo que simplemente relajarse (¡tan valioso como relajarse!). La relajación es un efecto de la meditación, pero no estrictamente su método. De manera similar, el uso de afirmaciones, visualizaciones, trance o auto hipnosis puede ser beneficioso, pero estas cosas fomentan un estado mental completamente diferente al de la meditación. Hay muchos estados diferentes de conciencia: simplemente alterar la conciencia (por ejemplo, a través de psicodélicos) no es lo mismo que la meditación.

Finalmente, aunque la meditación no requiere esfuerzo (después de todo, estás tratando de enfocarte y concentrarte en el momento presente, que por definición requiere esfuerzo), no es en sí misma difícil. No estás destinado a luchar contra ti mismo ni a obligar a tu mente a despejarse. Sí, el proceso puede parecer desalentador / aburrido / confuso para un principiante, pero es algo que cualquiera puede hacer con la práctica, incluso aquellos de nosotros que sentimos que no tenemos tiempo o somos más distraídos que otros.

A medida que aprendas más sobre qué es la meditación y cómo se siente, es posible que encuentres tus propios prejuicios y conceptos erróneos al respecto. Sin embargo, trata de mantener una mente abierta y se receptivo para aprender más.

La atención plena no es sinónimo de meditación

Ya hemos visto que atención plena y meditación no son exactamente lo mismo. Pero si hay tantos beneficios en simplemente ser más consciente, ¿cuál es el punto de comenzar a meditar también? Aunque los expertos y gurús de todas las tendencias han debatido los temas extensamente, la verdad es probablemente que son dos caminos superpuestos y complementarios hacia el bienestar.

La atención plena es un estado de conciencia, que puede ser cultivado mediante la técnica o práctica de la meditación. Sin embargo, algunas personas afirman que la meditación es un término genérico que abarca la atención plena, en sí misma una forma de meditación, junto con otras formas como el yoga, el tantra, la respiración consciente, la contemplación del vacío, la visualización, etc.

Al ser conscientes, llevamos toda nuestra atención y conciencia a una sola cosa: el momento presente o nuestra respiración, por ejemplo.

Aunque la atención plena se puede usar durante la meditación, la meditación puede emplear una variedad de otras técnicas y trabajar hacia una variedad de fines diferentes. La atención plena es un poco como la capacidad de correr, mientras que la meditación abarca todas las diferentes formas de deportes, muchos de los cuales requieren correr.

¿Por qué meditar? Bueno, no tienes que hacerlo. Hay beneficios de simplemente ser más consciente. Sin embargo, una práctica de meditación puede llevarte un poco más lejos. Ya sea que desees acceder a los secretos más profundos del ser mismo y alcanzar la unión divina, la iluminación y la disolución de tu ego ilusorio, o simplemente desees relajarte un poco y estar más equilibrado emocionalmente, la meditación y la atención plena pueden ayudar dependiendo de cómo se usan. Ya que este es un libro sobre pensar demasiado probablemente puedas adivinar que estamos buscando maneras de utilizar la meditación para atajar la raíz de tanta ansiedad.

. . .

Tipos de meditación: ¿cuál funcionaría mejor para ti?

Eso nos lleva a la siguiente pregunta obvia: ¿Qué tipo de meditación deberías practicar?

No es suficiente simplemente sentarte con las piernas cruzadas, cerrar los ojos y sumergirte sin sentido de propósito o dirección. Tiene sentido elegir un enfoque que realmente se adapte a tus necesidades y objetivos.

Para determinar cuáles son esos objetivos, pregúntate qué le falta a tu vida en este momento.

¿Cómo estás en general, cómo está tu cuerpo, cómo está tu mente? ¿Tienes los músculos tensos, estás hiperactivo, pensamientos acelerados o problemas para moderar tus emociones? ¿Qué esperas lograr realmente de la meditación: energía, enfoque, propósito, perspicacia y sanación?

Evaluar dónde te encuentras en este momento te ayudará a decidir mejor qué forma de meditación seguir primero. La mayoría de los principiantes generalmente se benefician de un enfoque más secular y contemporáneo con objetivos claros y una estructura a la que apegarse. Algunos de estos enfoques incluyen:

Meditación guiada

Esto es lo que parece, hay una voz grabada o un maestro en vivo que te guía a través de una sesión de meditación estructurada.

Por lo general, se te pedirá que te concentres en cualquiera de las visualizaciones o que te concentres en tu respiración o en una parte de tu cuerpo mientras se relaja. Las meditaciones guiadas son a menudo temáticas, y pueden ser geniales para principiantes ya que tienen una longitud fija.

Son perfectos para las personas que recién comienzan y quieren poner en marcha la bola de meditación y pueden mejorar el bienestar y el enfoque, mientras construyen disciplina con la práctica regular. Este es un buen lugar para comenzar para aquellos que buscan reducir la ansiedad y el estrés en general.

Meditación de bondad amorosa

. . .

En esta meditación, diriges tu atención consciente a un objetivo específico generando sentimientos de compasión y bondad amorosa hacia ti mismo, los demás y el mundo en general. Este tipo de meditación puede ser profundamente curativo y cambiar completamente tu mundo cuando se hace con regularidad. Al mejorar no solo las relaciones sociales, sino también tu capacidad de tener autocompasión, esta forma de meditación es ideal para las personas que desean sanar heridas emocionales y cultivar la empatía. Si tu ansiedad está envuelta en fuertes emociones negativas, traumas y malos recuerdos, este tipo de meditación puede hacer maravillas.

Meditación mantra

Puede ser difícil y confuso para algunos "concentrarse en el momento", pero es más intuitivo detenerse en una frase repetida, a menudo sin sentido, para reenfocar continuamente la mente. Cualquier sonido o palabra, si se repite, puede ser una herramienta para anclarse suavemente en el presente, y puede ser una manera maravillosa para que algunas personas estructuren una práctica de meditación. Si alguna vez has visto a esos monjes, a menudo representados en los medios, diciendo repetidamente "om" a intervalos regulares, entonces tienes una idea de cómo es la meditación mantra.

. . .

La meditación mantra es excelente para aquellos de nosotros que nos dejamos llevar por los bucles de ansiedad cada vez más estrechos o por el diálogo interno desbocado. También es excelente si tienes un poco de dudas sobre todo el asunto de la meditación y la idea de "vaciar la mente" parece tan aterradora como imposible!

Meditación de respiración

El mismo efecto se puede lograr usando la respiración. Al permanecer con tu respiración, permaneces en el momento y fortalece tu conexión mente-cuerpo, excelente para las personas que tienen dificultades con la rumia y la ansiedad. La meditación de la respiración puede ser maravillosamente enraizadora y puede despejar la mente. La respiración, a su manera, es un mantra- dentro y fuera, siempre lo mismo.

Meditación de atención plena

Aquí, practicamos conscientemente tomar conciencia de lo que emerge en nuestra realidad presente sin juzgar ni apegarnos. Permanecemos en el momento, y cuando nos damos cuenta de que nuestra atención se desvía hacia el pasado o el futuro, o hacia una historia mental, la liberamos con calma y volvemos al presente. Este tipo de meditación aumenta el enfoque y disminuye la reactividad emocional, ayudándonos a obtener un sentido más profundo de conciencia y autorregulación. Esto es excelente para mezclarlo con los enfoques de TCC o escribir un diario, ya que fortalece tu capacidad para detenerte, poner distancia entre tu y las cavilaciones ansiosas, y decidir con calma si deseas seguir algún hilo de pensamiento. Es posible que debas configurar un temporizador para que te recuerde cuándo finaliza tu sesión.

Un marco consciente

La meditación de atención plena es una práctica popular y maravillosa para elegir como principiante.

Es posible que sientas la tentación de lanzarte de inmediato y comenzar en este momento, pero tómate el tiempo para sentar las bases antes de comenzar en serio; de esta manera, es menos probable que te desanime, aburra o irrite y te detenga antes de haber tenido la oportunidad de progresar.

Primero, decide cuándo practicarás. Lo mejor es tener una rutina. Cualquier momento funcionará siempre que sea un momento del día en el que estés relativamente libre de distracciones y puedas dedicar tiempo y energía a la práctica. Diez minutos al principio es más que suficiente, y puedes practicar después de una rutina diaria de ejercicio o yoga.

A continuación, decide dónde practicar. No necesitas una decoración hippie exagerada, solo necesitas un lugar tranquilo y silencioso, lejos de las distracciones. Configura tu temporizador, apaga tu teléfono, diles a las personas en tu hogar que necesitarás algo de tiempo para ti y luego comienza. Si ayuda, un poco de yoga para calentar puede ponerte en el estado de ánimo adecuado, al igual que una caminata suave, una sesión de diario, una pequeña oración o ritual, o incluso un poco de música ligera.

Cuando estés listo, encuentra tu posición sentada estable pero sin esfuerzo. No hay necesidad de una postura súper erguida e incómoda. En el suelo o en una silla es genial.

Acomodate por un momento, encontrando comodidad y equilibrio. Mantén la parte superior de los brazos paralela al resto de tu cuerpo, las palmas de las manos en la parte superior de los muslos (no es necesario colocar las manos). Mantén la barbilla ligeramente baja, los ojos cerrados o mire suavemente hacia abajo sin ningún enfoque.

. . .

Ahora, quédate allí. Relájate. Toma conciencia de tu respiración y síguela a medida que entra y sale de tu cuerpo.

Siente la ligera fricción del aire al entrar en tus fosas nasales.

Nota la suave elevación de tu pecho, la calidez de la respiración, el silencio en tus oídos.

Ya sea en un solo segundo o en cinco minutos, es probable que tu mente divague. Tu conciencia puede saltar a un correo electrónico sin respuesta, a un evento que sucedió ayer por la mañana, al hambre en tu estómago, a una vaga sensación de aprensión flotando en la parte inferior de tu vientre... está bien. Déjalo ir y vuelve a la respiración, al presente.

En lugar de una actitud de juicio, ten un pequeño momento de gratitud por haber regresado al momento, luego deja que esa gratitud se vaya también. Todo es agua para el molino.
    çSi sientes comezón, haz una pausa y pon tu atención allí.

. . .

Evita rascarte o reajustarte. ¿Puedes quedarte con la sensación tal como es? Probablemente verás esto como una oportunidad para desarrollar resiliencia mental y emocional, así como tolerancia a la angustia. ¿Qué es realmente una picazón? ¿No pasa eventualmente, como cualquier pensamiento ansioso?

Cuando termines, sal de la meditación lenta y suavemente.

Vuelve a conectarte con tu entorno y nota cómo te sientes por dentro y por fuera. No te limites a volver al día, reflexiona sobre cómo te gustaría continuar. Cuanto más practiques, más comenzarás a ver desaparecer el límite entre meditar y no meditar.

Este enfoque de meditación general se puede combinar con cualquiera de las técnicas discutidas en capítulos anteriores.

Por ejemplo, podrías comprometerte con el hábito diario de despertarte para hacer meditación a primera hora de la mañana.

. . .

Luego, después de unos diez minutos, puedes sentarte con un diario para anotar cinco cosas por las que estás agradecido, así como hacer notas o listas que te ayuden a examinar las ansiedades que flotan en tu cabeza para que puedas posponerlas por un momento. Luego empezarás la mañana sintiéndote más tranquilo, más en control y más consciente de lo que estás haciendo momento a momento.

Ten cuidado de convertir tu práctica de meditación en una nueva fuente de ansiedad. No te castigues por hacer las cosas mal. No hay necesidad de competitividad, juicio, vergüenza u orgullo (aunque, si notas que estás haciendo algo de esto, ¡genial! Lo que importa es darte cuenta.)

Cosas a tener en cuenta sobre la meditación

Vale la pena repetirlo: no es necesario comprar nada para comenzar a meditar. No es un cojín especial, ni campanas, ni un curso elegante, ni un tratamiento ni una aplicación.

¡Lo único cien por ciento necesario eres tú y el momento presente que ya tienes!

. . .

Ten en cuenta que el objetivo no es vaciar tu cabeza por completo, y que los pensamientos errantes no son una señal de que eres débil, que no tienes práctica o que lo estás haciendo mal. De hecho, así es exactamente como se siente la meditación de atención plena. Abraza el presente sin juzgar todo el presente, sea lo que sea. Incluso si el presente es solo tú juzgándote a ti mismo, o estás distraído y cansado. Incluso si es solo tu cerebro preguntándose cuándo le darás algo más interesante que hacer.

La gravedad no es enemiga de tu entrenamiento y, del mismo modo, tu cerebro deambulando no es un enemigo de tu práctica de meditación. Es justo lo que hacen los cerebros. Pero no eres tu cerebro solo.

Está bien no disfrutar de la práctica ocasional, sentirte frustrado o sentir que no estás "progresando". Pero para ayudarte, no intentes meditar cuando estés física, mental o emocionalmente exhausto. No medites con el estómago lleno. Usa ropa que sea cómoda y asegúrate de que ningún dispositivo emita pitidos o somidos durante tu sesión.

Desafíos y Obstáculos con la Charla Mental

. . .

Es perfectamente normal que las cosas no salgan de acuerdo al plan al principio. No dejes que un pequeño inconveniente al principio te convenza de que no estás hecho para la meditación y detente por completo. Es posible que solo necesites solucionar algunos problemas.

En primer lugar, ¡no te preocupes si te sorprende lo incontrolable y rebelde que es tu mente! No te asustes e intentes detener estos pensamientos, recuerda, tu único objetivo es darte cuenta, sin juzgar ni interpretar. Cada vez que te vuelves consciente, estás fortaleciendo ese músculo. No importa cuántas veces vaciles, luego te vuelves consciente y vuelves al momento.

Estar atrapado en un frenético lío de pensamientos puede sentirse como un trance seductor en el que no puedes evitar caer. Pero cuando lo hagas, simplemente sácalo de nuevo.

Observa y ve que aunque los pensamientos vienen, también se desvanecen. No estás haciendo nada malo. Tu cerebro solo está haciendo lo suyo, pero eso no significa que tengas que seguir el viaje. ¿Qué sucede si simplemente te sientas un poco y observas cómo se desarrolla todo? En otras palabras, ¿puedes dejar que el estrés y la ansiedad sucedan sin estresarte y sentirte ansioso por ello?

. . .

Observa la planificación, la fantasía, la preocupación, el análisis, la interpretación al contar historias… Simplemente quédate allí y ser consciente de ello.

Fíjate si te estás aferrando a algo, si quieres estar en otro lugar que no sea el momento, si quieres escapar o negar lo que tienes delante.

Observa cómo puedes alejar ciertas sensaciones con ira o miedo, o saltar hacia otras para aferrarte a ellas con desesperación o excitación. Observa si te sientes somnoliento, irritable, inquieto o dudoso. Te estás preguntando, "¿Esto está funcionando?"

Una excelente manera de abordar todos estos desafíos es no verlos como problemas en absoluto. Son simplemente parte de la experiencia; una experiencia humana universal. ¿Qué sucede cuando no tratas de controlar, resistir o juzgar? Tu atención puede dirigirse a lo que está surgiendo sin identificarse con ello. Puedes nombrarlo, como miedo o enojo, sin perderte en ella ni atascarte en tus espirales de pensamiento.

Un principio clave a tener en cuenta es que tú no eres tus pensamientos. Cualquier pensamiento puede ocurrir en tu mente, pero no significa que tengas que creer en cada pensamiento que tengas, o que tengas que actuar de acuerdo con cada idea que flote en tu cabeza. Cuando llega un pensamiento, simplemente puedes quedarte a un lado y observar mientras pasa, como si miraras una nube flotar a través de los cielos azules. A medida que domines el arte de contemplar tus pensamientos de esta manera, te salvarás de dejarte llevar por impulsos y emociones destructivas. Te vuelves mejor en simplemente dejar que las cosas sean en lugar de tratar de controlar o juzgar todo lo que te sucede.

Tienes la oportunidad de enfrentar todas las experiencias con atención compasiva. Entonces eres capaz de dejarlos ir.

Si has experimentado un gran trauma, puede que inicialmente no sea aconsejable quedarte con emociones muy intensas o poderosas a medida que surgen. Algunos traumas son tan severos que evocan emociones inmanejables solo con prácticas meditativas. Dichas experiencias adversas deben procesarse a través del trabajo de trauma con un profesional de salud mental capacitado antes de que pueda controlar estas emociones de manera segura por sí mismo.

Si por alguna razón comienzas a sentirte intensamente incómodo o abrumado por las emociones durante la meditación, puede tener más sentido centrar la atención en algo calmante y compasivo en lugar de quedarse con la emoción. Si sientes que puedes estar cayendo en pánico o desconectarte de tu cuerpo, anímate al momento presente usando la técnica de puesta a tierra 5-4-3-2-1. Mira a tu alrededor e identifica cinco cosas que veas, cuatro cosas que sientas, tres cosas que escuches, dos cosas que huelas, y una cosa que saboreas (o si encuentras esto difícil, una cosa buena acerca de ti mismo).

La meditación de atención plena se trata de una conciencia plena y abierta, pero sé paciente y compasivo contigo mismo.

A veces toma tiempo dar testimonio de emociones, recuerdos, sensaciones, pensamientos o partes de nosotros mismos que son angustiosas. Concentra la conciencia en una imagen tranquilizadora, una persona que amas o un mantra que reafirme tu seguridad y bienestar.

Finalmente, ¿qué pasa con todas esas distracciones más mundanas, es decir, esa sensación tremendamente molesta de que tus piernas se duermen o un pequeño mosquito zumbando alrededor de tus oídos?

La triste realidad es que la mayoría de nosotros no estamos acostumbrados a sentarnos erguidos sin apoyo. Pueden presentarse calambres, picazón y entumecimiento. Por otro lado, las sensaciones previamente ignoradas pueden pasar a primer plano. En el pasado, es posible que hayas podido alejar tales sensaciones porque has estado operando en piloto automático y, a menudo, la adrenalina lo impulsa en estos tiempos ocupados. Sin embargo, ahora que inyectas atención plena en tu vida y te tomas el tiempo para quedarte quieto y observar, una mayor conciencia de tu cuerpo puede hacerte consciente de lo cansado o mal que te sientes.

Aquí está el truco: cualquier sensación, ya sea mental, emocional, física o espiritual, puede tratarse de la misma manera: con conciencia compasiva.

Podemos sentarnos y aceptar las sensaciones físicas desagradables al igual que las emocionales o mentales. Solo ofrece una atención amable. Respira en él.

Sé amable contigo mismo y abre un espacio para experimentar lo que estás experimentando. Fíjate en lo que surge en ti en respuesta a una sensación física. ¿Puedes ver toda una cascada de pensamientos y sentimientos internos que estallan sobre una simple picazón en la pierna? Encuéntralos también con amabilidad y desapego.

. . .

Podrías dirigir tu atención a otra cosa si realmente te pesan molestias físicas. Estate presente con la sensación de desagrado, trata de no huir inmediatamente de la sensación (pero, de nuevo, no hay nada de malo en "abandonar" y cambiar de posición, o terminar la sesión). Solo recuerda que todas estas sensaciones son fugaces. Pon un poco de distancia entre ti y la duda, la incomodidad o la rumiación.

La incomodidad en una parte de tu cuerpo o la duda que ingresa a tu mente son parte de ti, pero no son tu; por lo tanto, puedes retener una conciencia que no se moleste o irrite por estas sensaciones, pero que es capaz de aceptarlos y mantenerlos como son.

Los culpables más probables de los problemas de meditación

No tiene nada de malo experimentar preocupación, rabia, irritación, duda, falta de motivación, inquietud, impaciencia, mal humor o incluso quedarte dormido mientras intentas meditar. Es normal dejarte llevar por la planificación de otra cosa, esforzarte demasiado y frustrarte, o descubrir que es imposible preocuparte lo suficiente como para seguir adelante.

. . .

Dicho esto, hay muchos errores de meditación que harán que sea mucho más probable que experimentes este tipo de desafíos.

El más común es simple: su práctica no es constante. Esfuérzate por ser consistente con la meditación diaria. No necesitas preocuparte por dedicar una gran parte de tu día a sentarte en el suelo y cerrar los ojos mientras te sumerges en la práctica meditativa. El tiempo que te sientes es de importancia secundaria para la regularidad de tu práctica. Tu mente está dando vueltas constantemente, las veinticuatro horas del día, los siete días de la semana. Para que una práctica de meditación tenga un efecto perceptible, debe ser lo suficientemente frecuente como para marcar la diferencia.

Sabiendo esto, ten algo de disciplina. Si tu día está repleto de tarea tras tarea en tu lista de tareas pendientes, siéntate solo dos o tres minutos, es mejor que nada.

Practica con compromiso e intención. Ten respeto por ti mismo y por tu práctica, y dale el tiempo y la intensidad que se merece; el descuido o la falta de esfuerzo es un perjuicio para ti mismo. La meditación no es solo algo aburrido en tu lista de tareas pendientes, ¡así que no lo trates como tal! Prepárate bien antes de cada sesión y dale el cuidado y consideración que merece. Establece tu intención, toma algunas respiraciones y relájate.

Relacionado con esto es simplemente esperar demasiado, demasiado pronto. Te tomó toda una vida ser lo que eres ahora, no lograrás mágicamente cambios radicales en unas pocas semanas. La mayoría de nosotros comenzamos una práctica debido a los beneficios. Sin embargo, por difícil que sea, trata de olvidarlos en el momento y práctica simplemente por tu propio bien. Sin agarrar. Para conocer el resultado final. Presta atención a cómo se siente meditar en cada segundo que pasa, y nada más. Al igual que el ejercicio, que en última instancia se convierte en una experiencia más placentera cuando estás plenamente en el momento, disfrutando de cómo se siente tu cuerpo mientras estiras y trabajas tus músculos, la meditación se vuelve totalmente gratificante cuando te entregas a la experiencia.

Si estás demasiado impaciente por obtener resultados rápidos, puedes sentirte tentado a pasar de una técnica a otra, confundiéndote y sin darte nunca la oportunidad de funcionar a ningún método. La experimentación es genial, pero sé modesto en tus expectativas.

Ninguna sesión de meditación, sin importar la técnica que uses, puede cambiar radicalmente tu vida como un todo de una sola vez. Dale a una nueva rutina unas cuantas semanas antes de decidir que no es para ti.

La baja autoestima y la duda pueden ser un obstáculo particularmente pernicioso para la meditación. ¡Puedes analizar en exceso y preguntarte si lo estás haciendo bien, volviéndote consciente de ti mismo! Evaluar el proceso de meditación a medida que sucede en realidad lo saca del momento y, en última instancia, lo desmotiva.

Para superar esto, recuerda que está bien estar en una curva de aprendizaje. Simplemente continúa, más familiaridad y claridad vendrán con el tiempo. Está bien no estar seguro o cometer errores. ¡Nadie te está mirando ni juzgando! Haz preguntas, sigue aprendiendo y no te preocupes por hacerlo a la perfección. Si puedes recuperar tu mente después de que divagues, entonces no te preocupes, lo estás haciendo bien.

Sé amable contigo mismo y no te castigues si pierdes una sesión o tienes una sesión "mala". La autocrítica es sólo otra distracción, déjala ir con atención y compasión.

Finalmente, puede haber un montón de cosas que haces rutinariamente fuera de la meditación que realmente interfieren con tus intentos. Permitir que tu mente gire fuera de control durante el resto del día hará que la meditación sea mucho más difícil. No puedes deshacer un día de atracones de bebida y comida chatarra con diez minutos en el gimnasio, y no puedes contrarrestar un día de caos y estrés con una sesión de atención plena de diez minutos, sin importar cuán relajante sea.

¿Es tu vida desorganizada, errática o llena de volatilidad emocional? ¿Llenas constantemente tu mente con noticias ruidosas, redes sociales, películas, juegos, internet? La sobrecarga de información puede ser tan intensa que se necesita toda una sesión de meditación para bajar el subidón de dopamina. ¿Tienes malos hábitos que socavan tu salud en general, como dormir poco, nunca hacer ejercicio o beber demasiado café?

La meditación es genial, pero no es una vitamina mental mágica que cancelará una terrible dieta diaria de consumo de información sin sentido y hábitos poco saludables.

Cuanto más alineada esté tu vida de no meditación con la de meditación, más resultados verás.

En este sentido, mencionemos brevemente no sólo la cantidad de información con la que bombardea tu sistema nervioso a diario, sino también tu calidad.

Desafortunadamente, gran parte del ruido que encontramos en las redes sociales, en las noticias y en línea, en la televisión y las películas, y (quizás lo peor de todo) en la publicidad está diseñado deliberadamente para captar nuestra atención por la fuerza y mantenerla como rehén.

Llamativas, emotivas y difíciles de apartar de la mirada, estas imágenes y palabras nos afectan profunda, cognitiva y emocionalmente, sin mencionar que instigan activamente sentimientos de deseo, ansia, emociones fuertes, distracción y adicción.

Un poco de atención en nuestro consumo de medios puede hacer maravillas. Simplemente observa lo que está alimentando tu cerebro día tras día. ¿Qué efecto tiene realmente leer ese artículo que provoca ira en línea, ver ese documental deprimente o participar en el desplazamiento de tus redes sociales que te deja sintiéndote completamente inútil como ser humano?

Una "desintoxicación mediática" puede ayudarte a calmarte, volver a centrarte y volver a hacerte cargo de tu propia conciencia, sin mencionar el impulso de la autorregulación y te ahorrará un montón de tiempo perdido. Establece límites conscientes sobre lo que consumes, cómo, por qué, con qué frecuencia y durante cuánto tiempo.

. . .

Esto puede ser tan simple como decidir que no comenzarás todos los días alcanzando tu teléfono segundos después de despertarte.

¿Cómo abordar los desafíos de la meditación?

Si te encuentras con una charla mental constante, recuérdate a ti mismo: no es un problema. Pensar es lo que hacen los cerebros. No estás tratando de eliminar los pensamientos, solo toma conciencia de ellos y, al hacerlo, encuentra espacio y distancia. El truco es que resistir y evitar es simplemente más de lo mismo, así que no te resistas. Solo fíjate.

Esto es lo que realmente significa tener una actitud de aceptación compasiva para no aferrarte a alguna idea de cómo deberías ser, sino simplemente dar la bienvenida a lo que es. ¿Te sientes inquieto y agitado? Bueno. Así es como estás ahora. Siéntate con eso. ¿Ha surgido una emoción fuerte dentro de ti? Bueno. No es menos digno de tu amable atención que cualquier otra sensación.

Cuando dejes de resistir, notarás que fluyen cosas interesantes. Es el agarrar o empujar contra ciertas sensaciones lo que hace que la meditación se sienta difícil y llena de conflictos.

. . .

Cuando soltamos, vemos que no hay necesidad de controlar, forzar, prevenir o cultivar nada. El momento presente es justo exactamente como es.

¡Y cambia! La ira, la tristeza o las piernas inquietas no parecen tan importantes cuando te das cuenta de que nunca son permanentes, sino que suben y bajan en el momento, como olas, desapareciendo tal como llegaron. Profundiza y observa cómo tu propia conciencia también se mueve y cambia con el tiempo.

Al principio, los impedimentos para la meditación pueden parecer grandes y obvios, pero se vuelven más sutiles a medida que practicas. Puedes notar que te levantas después de una sesión sintiéndote un poco decepcionado, perturbado por un deseo inconsciente de lograr... algo. ¿Un estado de dicha, un feliz destello de intuición o una profunda calma como recompensa por ser tan disciplinado?

Nuevamente, estas sensaciones son solo olas en el océano.

Con el tiempo, puedes comenzar a ver que la conciencia es tu propia recompensa, que el momento presente es suficiente en ti mismo, y que todo lo que puedes hacer realmente es ser quien ya es, en el constante desarrollo, perfectamente formado, momento de paz.

Hacer de la meditación un hábito aprendido

Investigadores de la Universidad de Londres han descubierto que se necesitan alrededor de sesenta y seis días para que un hábito se consolide o, como ellos dicen, para que una persona desarrolle "automaticidad". Dicho esto, también parece haber una gran variación entre los individuos: algunos participantes tardaron tan solo dieciocho días, mientras que otros tardaron la friolera de 254 días. Naturalmente, el tipo de hábito en cuestión también determina qué tan fácil es adoptarlo a largo plazo.

¿Cuánto tarda la meditación en convertirse en un hábito fijo? No se sabe. Pero comprometerte con la práctica regular al principio es mucho más importante que tratar de aguantar sesiones muy largas antes de que hayas establecido correctamente un hábito.

Para ayudar a que tu nuevo hábito de meditación realmente se mantenga, hay algunos trucos simples pero poderosos que puedes usar; por ejemplo, "anclaje de hábitos". Elige una actividad de treinta segundos que te impulse a meditar, cómo estirarte, contar respiraciones o decir un mantra, y luego conecta estos treinta segundos a un hábito establecido que ya tienes, como salir de la ducha, despertarte o preparar tu taza de café por la mañana.

De esta manera, agrega un nuevo hábito a uno antiguo mediante una actividad más pequeña que impulsará tu impulso. Por ejemplo, siempre tienes tu rutina para acostarte, pero ahora te estás recordando hacer un estiramiento rápido de antemano, lo que te lleva a una práctica de meditación de bondad amorosa de diez minutos.

La "fórmula del ciclo del hábito" es una idea relacionada. Un ciclo consta de una señal, una recompensa y un antojo, y para establecer una nueva rutina (como una práctica de meditación matutina), necesitarás los tres.

Una señal es algo que desencadena un comportamiento; por ejemplo, te despiertas por la mañana. Una recompensa es un beneficio por realizar el comportamiento, como sentirte tranquilo y centrado después de una práctica de meditación matutina.

Finalmente, el anhelo se refiere al impulso que sientes cuando tu cerebro asocia estos dos, conectando la señal con la recompensa esperada, es decir, cuando te despiertas, tu cerebro asocia la meditación con sentimientos beneficiosos de calma, que luego anhela.

Al fortalecer deliberadamente la asociación de la señal y los sentimientos de recompensa, ancla el comportamiento.

Haz esto evocando mentalmente los beneficios positivos de la meditación cada vez que experimentes tu señal, y así consolide en tu mente el hecho de que disfrutas y anhelas la meditación. El proceso no será automático al principio, pero cada vez que lo sigues, fortalece esos bucles y da un paso más hacia un hábito automático.

Asegúrate de que tu entorno apoye tu hábito dándote tiempo y espacio y reduciendo el desorden, y sé claro y honesto acerca de tu verdadera motivación para comenzar una práctica de meditación: ¡necesitarás aprovechar esta profunda motivación en los días cansados o perezosos cuando no tengas ganas de meditar! Elige un estilo de meditación que realmente te guste y hazte responsable. Date una pequeña recompensa una vez que completes cada sesión, o realiza un seguimiento de tu progreso para que puedas ver cómo se fortalece tu autodisciplina con el tiempo.

. . .

Lo más importante, ¡sigue adelante! Espera que no será fácil comenzar un nuevo hábito diario, sea lo que sea. No te desanimes si tienes un desliz; vuelve a tu rutina tan pronto como puedas. Una sesión saltada o un momento difícil no es una señal de que algo anda mal, pero volver a tu práctica sin importar lo que pase es una prueba de que estás fortaleciendo tu determinación, comprometiéndote con tu bienestar y dándote la oportunidad de realmente desarrollar.

5

Desestresarte Para Tu Nuevo Tú

Nuestro capítulo final trata sobre lo que haces cuando no estás meditando. La ansiedad es una forma de vida, al igual que la serenidad y la calma, el control consciente.

Pero así como la angustia es una parte normal e inevitable de la vida, también lo es una cierta cantidad de estrés y preocupación. ¡La vida sería imposiblemente aburrida y sin sentido sin ella! Incluso las personas sin trastornos de ansiedad completos o problemas de exceso de pensamiento pueden tener vidas invadidas por el estrés. El estrés es como las malas hierbas en el jardín si no las arrancas cuando son pequeñas, crecen rápidamente y pronto se apoderan de todo (es decir, se convierten en un trastorno de ansiedad, agotamiento o enfermedad física).

. . .

En lugar de esperar a que el estrés se acumule y se manifieste como un gran problema, podemos decidir hacer un hábito de liberar la tensión y el estrés todos los días, incluso momento a momento. Al comienzo de este libro, vimos cómo tratar de controlar lo que realmente no tienes control es inútil, y cómo tratar de evitar la angustia o la incertidumbre en realidad solo empeora las cosas. Pero hay algo que sí tiene control sobre tus hábitos diarios, tus rutinas, tus prácticas regulares de salud mental y tu cuidado personal.

¡Y esto es más que suficiente!

Nuestro objetivo principal al desestresar es señalar exactamente lo que está pasando en nuestra cabeza cuando pensamos demasiado. Se trata de identificar los desencadenantes, así como los efectos de ese pensamiento excesivo comienzan. Cuando podemos ver el proceso con claridad, entonces podemos comenzar a tomar medidas informadas.

¿Pero cuál es el punto de partida necesario? Conciencia.

En este capítulo, comenzaremos con los conceptos básicos para superar el pensamiento excesivo y controlar los niveles de estrés, pero en cada caso, lo más importante es que mantengamos la conciencia de nosotros mismos. Sin embargo, la conciencia no es rumiación: cuando somos conscientes, simplemente dirigimos nuestra atención tanto a nuestra experiencia interna como externa, sin juzgar y sin aferrarnos o resistirnos.

Podemos cultivar esta conciencia en nosotros mismos al "revisar" regularmente nuestras sensaciones corporales, pensamientos y sentimientos, asegurándonos de que nuestro estilo de vida nos está apoyando de la forma en que lo necesitamos, e incluyendo alguna forma de atención plena en todos los días de la vida.

Las cuatro A del manejo del estrés

Esta técnica puede ser como un bote salvavidas en la tormenta del estrés y el pensamiento excesivo. Es más fácil entrar que la meditación y te ayudará a controlar rápidamente los factores estresantes de la vida cotidiana. Todo lo que necesitas recordar son cuatro técnicas: evitar, alterar, aceptar y adaptar. Puede ser un consuelo en sí mismo saber que, en realidad, solo existen estas cuatro formas posibles de responder a cualquier estrés de la vida. Si puedes, escríbelos en algún lugar donde puedas verlos de un vistazo hasta que los hayas grabado en tu mente y puedas recordarlos al instante.

Lo primero que puedes hacer es evitar (Avoid).

. . .

Suena sospechosamente simple, pero hay muchas molestias en la vida de las que simplemente puedes alejarte.

No podemos controlarlo todo en la vida, pero podemos arreglar nuestras circunstancias para no tener que estar en un entorno estresante o con gente estresante. Si somos honestos, podríamos ver que gran parte del estrés en nuestras vidas es voluntario, ¡y no tenemos que aceptarlo!

Piensa en lo que te estresa en tu entorno y cómo puedes tomar el control para moderarlo o eliminarlo por completo.

Considera a alguien que odia lo ocupados que están los supermercados los sábados por la mañana. Sabiendo que esto los estresa, pueden reorganizar su horario para hacer sus compras semanales en el momento más tranquilo, por ejemplo, un martes por la noche. No hay necesidad de manejar el estrés de un supermercado ocupado si lo evita por completo.

Puedes evitar a las personas estresantes exactamente de la misma manera. ¿Encuentras que tu estrés empieza cuando tus padres vienen a pasar las vacaciones?

Encuentra una manera de que se queden en un lugar cercano, o evita planificar actividades en las que estén solos en una habitación durante horas sin nada que hacer más que estresarse mutuamente.

Cuando evitas el estrés, no estás huyendo de las obligaciones o negando problemas genuinos.

Simplemente estás aprendiendo a decir "no" al estrés que es innecesario y dañino. Siempre podemos decir no a las situaciones y personas que exigen demasiado de nosotros y de nuestros recursos. Esos recursos pueden ser energía mental y atención, pero también pueden ser tiempo. Si algo en tu vida te está consumiendo todo el tiempo, puedes decir que no.

Mira tu lista de cosas por hacer y deshazte de los dos o tres elementos que no son urgentes y no son tu prioridad.

Delega tareas o deja que alguien más asuma una responsabilidad. ¡No tienes que hacerlo todo! Entonces, la próxima vez que enfrentes una perspectiva estresante, pregúntate: "¿Puedo evitar todo esto?" Si puedes hacerlo. Este no es solo un gran paso para crear límites saludables, es una forma de simplificar y agilizar la vida y ponerte en contacto con tus valores rectores. Gran parte de nuestra ansiedad y estrés proviene de áreas de la vida que ni siquiera nos importan si somos honestos. ¿Por qué desperdiciar tu sentido del equilibrio y el bienestar en algo que en última instancia no importa ni significa nada para ti?

Si no puedes evitar la situación, es posible que debas encontrar formas de cambiarla, es decir, **la segunda A que es modificarla (Alter it).**

Siempre tienes la opción de pedir a los demás que cambien su comportamiento. Por ejemplo, si los constructores están haciendo ruido afuera, pídales cortésmente que hagan una pausa de diez minutos mientras terminas una llamada telefónica importante. Comunica tus necesidades y sentimientos directamente, en lugar de sufrir en silencio. Si nunca le dices claramente a tu amigo que sus estúpidas bromas realmente te lastiman, puedes sentarte en silencio y soportar la peor parte para siempre, cuando hubiera sido fácil decirle cómo te sientes y pedirle que se detuviera.

No podemos evitar todo el estrés de la vida, pero a menudo opinar sobre cómo se desarrollan estos eventos. Habla con la gente, negocia y usa declaraciones con "Yo" para compartir tus necesidades y pedir lo que quieres. Si no puedes evitar ir a la tienda el sábado por la mañana, reproduce tu audiolibro en tu teléfono y escúchalo mientras compras si te relaja. Si no puedes evitar esa reunión adicional del trabajo, intenta agruparla con otros mandados que ya estás haciendo para ahorrar tiempo, esfuerzo y posiblemente gasolina para tu automóvil. También puedes hacer mucho para alterar situaciones inevitables reduciéndolas a un tamaño más manejable. Si no puedes evitar ir a esa fiesta aburrida, ve pero sé sincero al principio y di: "Desafortunadamente, me tengo que ir en una hora, ¡mañana empiezo temprano!"

En la meditación, observamos los pensamientos estresantes y ansiosos a medida que surgen y elegimos conscientemente nuestra respuesta a ellos.

Pero con una evasión y una gestión cuidadosa, podemos intervenir y modificar nuestras vidas para que los pensamientos estresantes no tengan tantas posibilidades de aparecer en primer lugar. Podemos diseñar un estilo de vida que sea en sí mismo mínimamente estresante o al menos asegurarnos de que el estrés restante realmente valga la pena.

Básicamente, si no puedes evitar un factor estresante, pregúntate qué puedes hacer para cambiarlo.

Si tu respuesta es "no mucho", es posible que debas ir un paso más allá y **aceptarlo, el cuál es nuestra tercer A.**

. . .

¿Cómo aceptas una situación que no te gusta? Primero, si no te gusta, entonces no te gusta. La aceptación no significa fingir que no te sientes como te sientes, es un reconocimiento de que está bien sentirte de esa manera. Valida tus propias emociones y hazte cargo de ellas. Por ejemplo, tu novio acaba de romper contigo a través de un mensaje de texto y no hay mucho que pueda hacer al respecto. Pero puedes esforzarte por aceptar la situación llamando a un amigo para compartir tus sentimientos.

Si se trata de una situación en la que has sido agraviado, la aceptación puede tomar la forma de tratar de encontrar una manera de perdonar.

Recuerda que el perdón es algo que haces por ti mismo y no por la otra persona. Cuando perdonas, te estás liberando del estrés y la energía de sentir resentimiento y culpar a la otra persona.

La aceptación también puede tener que ver con los cambios sutiles en la forma en que enmarcamos los eventos. No podemos cambiar los eventos en sí mismos, pero podemos observar cómo hablamos internamente sobre ellos y el lenguaje que usamos.

La aceptación no significa que estemos de acuerdo con lo que sucedió o que nos guste y no debamos tratar de cambiarlo. Solo significa que aceptamos con gracia lo que no podemos cambiar de manera realista para que podamos concentrarnos en lo que podemos. Este paso puede ser una herramienta poderosa para superar el tipo de ansiedad que viene con el resentimiento o el recuerdo amargo de cosas que sucedieron hace mucho tiempo. Los arrepentimientos y desear cómo podrían haber sido las cosas, cómo deberían haber sido, son una gran receta para la ansiedad. Pero la aceptación difunde y suaviza esa ansiedad y te permite darte cuenta de que no se puede cambiar.

A largo plazo, hacemos lo mejor que podemos frente al estrés si podemos **adaptarnos (Adapt), la cuál es nuestra última A.**

Adaptarse significa hacer cambios más duraderos en nuestra visión del mundo, nuestras metas, nuestra percepción y nuestras expectativas. Imagínate a alguien que es perfeccionista y siempre está estresado porque nunca parece cumplir con sus altos estándares. El mejor enfoque no es que encuentren la manera de ser alguien invencible, sino que reduzcan tus expectativas para que sean más razonables y estén en línea con la realidad. No han encontrado mágicamente una manera de revisar completamente tu realidad, sino que se adaptaron a esa realidad y evolucionaron hacia una forma que se adapta mejor a ella.

· · ·

Adaptarnos al estrés significa que nos cambiamos a nosotros mismos para afrontar mejor la vida. Es posible que simplemente te niegues a involucrarte en pensamientos depresivos y deliberadamente practiques ser una persona más optimista. Cuando alteramos nuestra perspectiva, podemos ver las cosas de manera diferente. ¿Es esto una "crisis" o un "desafío"? ¿Cómo se ve este obstáculo cuando nos decimos a nosotros mismos: "Soy una persona resiliente", en comparación con cuando decimos: "La vida no es justa. ¿Esto terminará mal como todo?"

Cuando nos adaptamos al estrés, encontramos formas de hacernos más fuertes. Construimos una visión del mundo para nosotros mismos que nos empodera. Si tenemos un arsenal de actitudes, ideas, filosofías e inspiración poderosas, podemos ir al mundo sabiendo que podemos manejar el estrés, ¡y tal vez incluso ser mejores personas para ello!

Esas son las cuatro A del manejo del estrés. Cuando te sientas ansioso, haz una pausa y repasa cada una de ellas en secuencia. No importa cuán estresante sea la situación, hay una manera de que te involucres en ella de manera consciente y proactiva. ¡No estás indefenso ante el estrés, tienes herramientas a tu disposición! Para usar estas herramientas, todo lo que se necesita es un poco de conciencia.

Conclusión

Con esto hemos llegado al final de este libro pero para terminar, vamos a repasar algunos de los puntos más importantes a seguir.

Incertidumbre, incomodidad y las emociones negativas son parte de la vida, y a veces la ansiedad es inevitable, pero podemos "depurar la máquina" que es nuestro cerebro y elegir adoptar una mentalidad que funcione para nosotros. No olvides que tolerar la angustia significa aceptar que la angustia es parte de la vida, pero también saber que podemos soportarla y prosperar a pesar de todo. Podemos identificar los factores desencadenantes y las señales de advertencia, y luego elegir deliberadamente no caer en conductas de pensamiento excesivo, evasión o autoconsuelo, sino sentarnos con nuestra angustia. Al aceptar nuestros sentimientos, minimizamos el poder que la ansiedad tiene sobre nosotros y nos enseñamos a nosotros mismos que somos capaces de resistir lo que la vida nos depara.

La meditación es el cultivo deliberado y constante de la conciencia, el enfoque y la relajación. Algunas nociones muy extendidas sobre la meditación no son más que mitos. No necesitas convertirte al budismo o incluso incorporar elementos religiosos en tu práctica. La meditación no es una evasión egoísta de la realidad; más bien, cultiva la plena aceptación de la realidad. La meditación tampoco requiere luchar contigo mismo sólo para mantener la mente despejada.

Si bien la atención plena generalmente se considera un estado que se puede fomentar a través de la práctica de la meditación, algunas personas consideran que la atención plena es en sí misma una forma de meditación, junto con otras formas como el yoga, el tantra y la visualización.

Hay muchos tipos diferentes de meditación, y puedes practicar la que más te guste. La meditación guiada involucra una voz grabada o un maestro en vivo que dirige una sesión de meditación estructurada. La meditación de bondad amorosa te entrena para que rindas tu conocimiento consciente hacia el desarrollo de la autocompasión. La meditación mantra te hace pronunciar una palabra o sonido repetido o sin sentido para anclarte al presente. En la meditación de la respiración, te concentras en tu respiración para permanecer en el momento. La meditación de atención plena implica una práctica consciente de no juzgar y de desapego mientras se cultiva la conciencia del presente.

Entre los desafíos más comunes en la meditación están la falta de consistencia; esperar demasiado; impaciencia; baja autoestima y dudas; y una mente acelerada y fuera de control como resultado de un día muy estimulante con mucho estrés y hábitos poco saludables. Llevará tiempo hacer de la meditación un hábito, pero puedes ayudarte haciéndolo parte de tus hábitos diarios.

Y por último, ahora que hemos identificado qué es el pensamiento excesivo, necesitamos saber cómo combatirlo. Hay muchas cosas que puede hacer para desestresarse y calmar una mente ansiosa y pensativa que son simples pero efectivas. Recuerda aplicar las cuatro A del manejo del estrés, es una técnica que te ayudará mucho en cualquier situación por la que estés pasando.

No olvides que puedes volver a leer este libro las veces que quieras, si en algún momento sientes que de nuevo estás perdiendo el sentido de cómo controlarte o la ansiedad te está atacando otra vez no dudes en recurrir a leerlo y aplicar de nuevo todas las técnicas que leímos, espero te sean de mucha ayuda.

www.ingramcontent.com/pod-product-compliance
Lightning Source LLC
LaVergne TN
LVHW021720060526
838200LV00050B/2774